TRICHE FEUILLE

SIMPLEMENT POUR

LES ALIMENTS FRANÇAIS

TRICHE FEUILLE

SIMPLEMENT POUR

LES ALIMENTS FRANÇAIS

- GLUCIDES
- INDICE GLYCÉMIQUE
- CHARGE GLYCÉMIQUE
- FIBRES

AVEC PLUS DE 335 ALIMENTS NÉS EN FRANCE

Par

Judith Lickus, B. Sc., LBSW

Publié par JML Publishing
Corpus Christi, TX, États-Unis 78463

remarquer

Ce livre est une référence pour aider les consommateurs à faire des sélections saines d'aliments en France. Il est vendu avec la compréhension que l'éditeur et l'auteur ne sont pas responsables de l'idée fausse ou l'utilisation abusive de toute information fournie. Tous les efforts ont été faits pour rendre ce livre aussi complet et précis que possible. Le but de ce livre est d'éduquer. L'auteur de Triche Fuille Simplement pour Français nourriture et son éditeur ne sont pas responsables envers une personne ou une entité en ce qui concerne toute perte, dommage ou dommage causé ou allégué être causé directement ou indirectement par les informations contenues dans ce livre. L'information contenue dans ce livre n'a aucunement pour but de remplacer les conseils médicaux d'un professionnel de la santé compétent. Ce livre n'est pas conçu comme un substitut à tout traitement prescrit par votre médecin. Si vous avez un problème médical, veuillez consulter votre médecin.

La mention d'une entreprise, d'une organisation, d'une autorité ou d'un fabricant de produits en particulier n'implique pas l'approbation de l'auteur ou de l'éditeur, et la mention d'une entreprise, d'une organisation, d'une autorité ou d'un fabricant de produits en particulier n'implique pas leur approbation de ce livre. Il est démontré que des renseignements spécifiques sur les produits mettent en évidence les variations entre les produits, la préparation et les fabricants pour le processus de sélection des aliments. Les adresses physiques et Internet et les directions citées dans ce livre étaient exactes au moment où ce livre est allé à la presse.

Propriété par Judith Lickus, B. Sc., LBSW [Copyright © 2019]

Tous droits réservés. Aucune partie de cette publication ne peut être reproduite ou transmise sous quelque forme que ce soit ou par quelque moyen que ce soit, graphique, électronique ou mécanique, y compris la photocopie, l'enregistrement ou par tout autre système de stockage et de récupération d'informations, sans l'autorisation écrite du directeur. Imprimé aux États-Unis d'Amérique.

ISBN-13: 9781691018048

Publié à Corpus Christi, Texas, USA, par JML Publishing

Drapeau de France crédit image: Wikimedia

Traduction fournie par Google Translate et Microsoft Word. Lorsque des entrées ambiguius peuvent être présentes, ces entrées sont également incluses en [anglais] pour votre commodité.

Imprimé par Kindle Direct Publishing

VUE D'ENSEMBLE

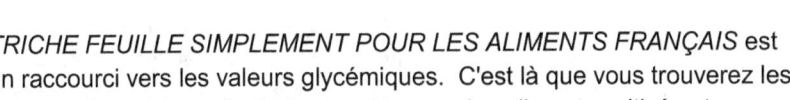

TRICHE FEUILLE SIMPLEMENT POUR LES ALIMENTS FRANÇAIS est un raccourci vers les valeurs glycémiques. C'est là que vous trouverez les valeurs alimentaires glycémiques juste pour les aliments cultivés et produits en FRANCE tout en un seul endroit.

Ce petit livre offre ces valeurs alimentaires FRENCH, d'une manière unique.

TRICHE FEUILLE SIMPLEMENT POUR LES ALIMENTS FRANÇAIS est essentiellement composé de cinq tables. Quatre tableaux montrent les aliments FRENCH dans l'ordre de leurs valeurs glycémiques réelles. Chaque table présente la nourriture d'un certain point de vue, mettant en évidence l'une des valeurs glycémiques clés.

Les tableaux sont: Glucides, Indice glycémique, Charge glycémique, qui affichent des aliments du plus bas au plus haut pour chacune de ces valeurs. Le tableau en fibres affiche les aliments de la plus grande quantité de fibres à ceux qui ont le moins. Le cinquième tableau classe les aliments par ordre alphabétique. Des méthodes de préparation et de service scientifiquement prouvées qui diminuent la réponse glycémique sont également incluses pour vous.

Les tableaux internationaux de nutrition alimentaire et les résultats des tests nous montrent les valeurs glycémiques réelles de nos aliments. Ces tableaux complets contiennent les résultats des tests de milliers d'aliments provenant de pays du monde entier.

Les apprenants signalent généralement trois gros problèmes avec cette approche:

1. Il y a souvent de grandes différences dans les mêmes aliments provenant de différents pays. Cela est dû au fait que différents pays ont des climats, des types de sol et des méthodes de culture différents. Et cela peut être vrai si cet aliment est un produit frais de

base comme une pomme, orange, ou céleri, une miche de pain, et il est absolument vrai pour tout produit alimentaire manufacturé.
2. Dans le cas des produits alimentaires manufacturés, les fabricants peuvent modifier leurs recettes d'un pays à l'autre.
3. Même après des décennies de disponibilité, ce système de diffusion de l'information n'a pas très bien fonctionné. Serait-ce parce que le temps qu'un utilisateur localise un aliment potentiel pour le petit déjeuner, il est temps pour le déjeuner? Notre tour de taille a augmenté de plus en plus en dépit de l'information « disponible ». Aujourd'hui, nous sommes confrontés à une épidémie mondiale de maladies chroniques.

… Ce dont nous avons peut-être besoin, c'est d'une nouvelle approche.

Ainsi, ici vous trouverez une distillation des nombres importants pour les aliments nés et produits en FRANCE.

Nous avons tous besoin de perspective pour comprendre quelque chose. La perspective est l'angle ou le point de vue à partir duquel nous regardons quelque chose. De n'importe quel angle ou point de vue particulier, notre esprit crée une image de notre compréhension. Cette image peut être aussi vive que le contraste des détails que nous considérons. Le contraste nous permet de comparer une chose à une autre.

Pour élargir notre compréhension, nous pouvons regarder la même chose sous différents angles. Dans ce cas, notre objectif est d'élargir notre compréhension des valeurs glycémiques pour les rendre plus faciles à utiliser dans nos vies. Nous examinons donc ici les valeurs glycémiques sous cinq angles différents. De cette façon, nous pouvons comparer les détails et donner un sens à ceux qui comptent vraiment le plus.

Vous pourriez trouver utile d'insérer un signet ou d'utiliser une note collante pour marquer le début de chaque section. Chaque tableau contient plus de 335 entrées de nourriture.

GLUCIDES

Le tableau des glucides énumère Français aliments en fonction de la quantité de glucides qu'ils contiennent, de faible à élevé. Le tableau des glucides n'organise les aliments que par la quantité de glucides qu'ils contiennent. Le tableau des glucides ne tient pas compte de la question de savoir si cet aliment est un fruit, un grain ou une collation.

Deux aliments assez similaires de la même taille de portion et avec le même nombre de glucides peuvent avoir des effets très différents sur le métabolisme.

Ce sont les personnalités individuelles des glucides qui font la différence. Et ces personnalités font toute la différence dans le monde.

L'indice glycémique est un moyen de mesurer la personnalité des différents glucides.

INDICE GLYCÉMIQUE (IG)

La personnalité de certains glucides provoque un pic de sucre dans le sang. Un pic de sucre dans le sang déclenche une chaîne de réactions dans le corps. Le pancréas libère une poussée d'insuline. L'insuline dirige l'énergie vers les cellules adipeuses. Cela réduit l'énergie disponible pour nos cellules sanguines et notre cerveau. L'énergie inférieure des cellules sanguines déclenche des sentiments de faim et de fatigue. Ensuite, notre métabolisme ralentit afin d'éviter de brûler l'énergie.

Les tests d'index glycémique ont commencé dans la communauté scientifique comme un moyen d'aider les diabétiques à gérer leur taux de sucre dans le sang. La première liste de 51 aliments testés a été présentée à l'Université de Toronto en 1981. Les chercheurs ne savaient pas que leur découverte finirait par mener à la cause profonde de beaucoup d'autres maladies qui nous tourmentent dans notre ère moderne.

Les sujets d'essai ne mangent pas pendant 12 heures avant de tester un aliment pour l'indice glycémique. Pour l'essai, les sujets mangent une portion de 50 g de glucides provenant d'un aliment d'essai particulier. Les scientifiques enregistrent des niveaux de sucre dans le sang dans les sujets sur une période de deux heures.

Pour la perspective, les mêmes sujets prennent un deuxième test à une date différente. Encore une fois, les sujets jeûnent pendant 12 heures avant de commencer le test. Cette fois, les sujets consomment une portion de 50 g de glucose pur. Encore une fois, les niveaux de glucose sanguin sont testés et enregistrés sur une période de deux heures.

Voici une image montrant les résultats de deux sujets d'essai humain' taux de sucre dans le sang au cours des deux premières heures après un repas. Le premier sujet a mangé un repas à IG élevé. Le deuxième sujet a mangé un repas à faible IG. La quantité de glucides (50 g) dans les repas est la même.

Remarquez la flèche noire (en bas à droite de l'image). Il indique le taux de sucre dans le sang à environ une heure et demie après le repas à IG élevé. Il est clair que le taux de sucre dans le sang (glucose) du sujet est plus faible que lorsque le repas glycémique élevé a été consommé.

Les problèmes commencent lorsque la glycémie descend en dessous du niveau où il était au moment où le repas à IG élevé a été mangé. C'est alors que la fatigue, la pensée brumeuse, la faim, et les envies d'un autre aliment glycémique élevé peut commencer à se produire.

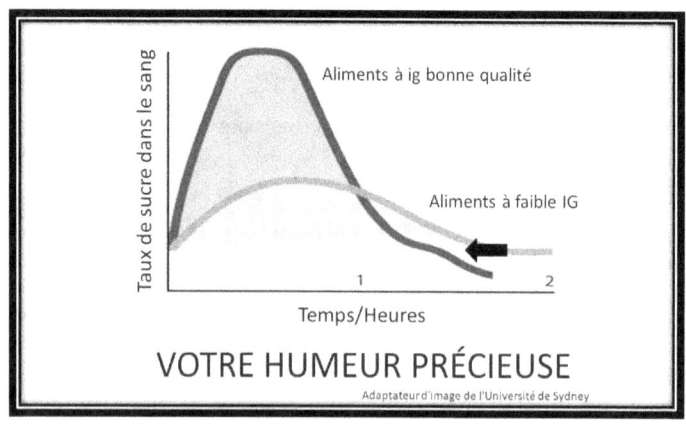

L'indice glycémique est un indice de sucre dans le sang. Le test de l'indice glycémique mesure les niveaux de sucre dans le sang pendant les deux premières heures pendant la digestion d'un aliment. Les aliments obtiennent leur indice glycémique en fonction du taux de sucre dans le sang le plus élevé pendant les deux heures de l'essai.

Voici un tableau simple pour une référence facile:

CLASSEMENTS INDEX GLYCÉMIQUES	SCORES INDICE GLYCEMIC
Á FAIBLE TENEUR EN	55 ou LESS
INTERMÉDIAIRE (MOYEN)	56 – 69
MAXIMUM	70 ou PLUS

Un aliment a un faible indice glycémique rang quand un 50g de glucides de service scores 55 ou moins sur une échelle de 0 à 100. La taille de la portion n'a pas d'importance, tant que cette portion contient 50 g de glucides. En revanche, 100 est le classement glycémique du glucose pur. Cela signifie qu'un aliment (le plus souhaitable) à faible indice glycémique a un indice glycémique d'environ la moitié aussi élevé que le glucose pur.

Le score glycémique moyen est de 56 à 69. Et un score d'indice glycémique élevé est de 70 ou plus.

Mais la sélection d'aliments simplement par le classement « faible », « moyen », ou « haut » peut vous mettre dans beaucoup d'ennuis. C'est parce qu'il ya une gamme de dix ou quinze points - ou plus - dans ces classements. Cela a un grand impact lors du calcul de la charge glycémique.

Un autre problème avec la sélection des aliments basés sur l'indice glycémique (IG) seul est que L'IG ne raconte tout simplement pas toute l'histoire d'un aliment. Prenez la pastèque, par exemple. La pastèque a un IG élevé de 72. Si vous jugez cette nourriture basée sur l'IG, vous ne serait probablement tout simplement pas le manger. Mais si vous regardiez de plus près la pastèque sous l'angle de la charge glycémique (CG), vous verriez une image complètement différente. Une portion de 120 g de pastèque a 10 g de glucides, 1 g de fibres et un CG de 7. Profitez d'une portion. Nous examinerons de plus près CG après une brève discussion sur la fibre.

TRICHE FEUILLE SIMPLEMENT POUR LES ALIMENTS FRANÇAIS va au-delà de la catégorisation d'un aliment comme un indice glycémique « faible », « moyen » ou « élevé ». Il va au-delà de ces simples regroupements pour vous apporter les scores réels de l'indice glycémique des aliments qui ont été testés par des laboratoires qualifiés sur des sujets d'essai humains. Vous avez besoin de ce score IG afin de calculer la charge glycémique.

L'index glycémique de chaque nourriture dans ce livre a été testé en utilisant des portions de glucides de 50g sur des sujets d'essai humains. Les résultats organisés ici sont ceux qui sont principalement pour Français des aliments spécifiques.

Les aliments sont répertoriés en fonction de leur score d'indice glycémique de faible à élevé. Ce tableau répertorie les aliments en fonction de leur indice glycémique, indépendamment de leurs glucides, fibres, charge glycémique ou catégorie.

FIBRES

La plus récente étude mondiale sur la charge de morbidité (2017) estime que dans la seule Union européenne, les régimes à faible teneur en fibres sont responsables d'environ 97 000 décès, 1 440 000 cas de maladies cardiaques et 22 000 décès par cancer du côlon et du rectum. Le régime à faible teneur en fibres est défini comme étant inférieur à 23,5 grammes par jour, toutes sources, y compris les fruits, les céréales, les légumineuses, les légumineuses et les légumes.

Les fibres ne proviennent que des aliments végétaux. Les fibres créent du volume tout au long du processus de digestion, ralentissant le mouvement des aliments à travers l'estomac et l'intestin grêle. Les aliments riches en fibres vous font sentir rassasiés plus longtemps et votre glycémie stable.

Les fibres alimentaires sont souvent appelées fibres non polycharides, NSP ou AOAC. Ces PSN sont des composants naturels que l'on trouve dans les parois cellulaires des plantes. Dans l'Union européenne (UE) et aux États-Unis, les fibres sont non digestibles, à la fois solubles et insolubles, et la lignine est l'un des matériaux végétaux naturels. Il a été démontré que ces types de fibres ont des effets bénéfiques sur la santé humaine.

Dans l'Union européenne (UE) et aux États-Unis, la fibre est mesurée selon les normes de l'Association of Official Analytical Chemists (AOAC). Alors que la méthode AOAC donne crédit à la fibre avec seulement trois unités monomériques ou plus, la définition du Codex Alimentarius spécifie dix unités monomériques ou plus. Cela place la responsabilité du comptage précis des fibres sur nos autorités nationales qui décident d'accorder ou non crédit aux fibres qui n'ont que trois monomères dans nos dénombrements de fibres.

L'Organisation mondiale de la Santé (OMS), l'Organisation des Nations Unies pour l'alimentation et l'agriculture (FAO) et l'European Food Safety Authorithy (EFSA) utilisent tous les fibres AOAC comme recommandations pour notre apport alimentaire en fibres.

Les fibres alimentaires appelées fibres NSP ou AOAC peuvent également inclure des amidons résistants et des glucides non digestibles qui peuvent être naturellement présents, isolés d'autres aliments ou même synthétisés. Ainsi, la méthode AOAC permet la comptabilisation des fibres synthétiques que les fabricants peuvent ajouter à leurs aliments transformés. La confusion vient avec la classification.

L'étiquetage des contenus alimentaires est obligatoire, et les directives précisent que les États membres sont individuellement chargés de veiller à ce que l'étiquetage soit conforme à la définition de la fibre dans son ensemble.

Les fibres offrent 2 calories par gramme, et doivent être prises en compte dans toutes les pratiques d'étiquetage des aliments.

Il n'est pas l'intention de toute méthode d'essai de fibres pour mesurer l'indice glycémique de tout aliment, seulement la teneur en fibres.

Certaines méthodes de dépistage peuvent utiliser des échantillons d'aliments qui avaient déjà été congelés pendant un an.

Le fait est que la congélation d'un aliment affecte sa personnalité. Cette personnalité est, bien sûr, mesurable par des tests d'index glycémique. Il est une priorité absolue dans un livre de valeur nutritionnelle de déclarer le nombre de fibres dans un aliment en ce qui concerne l'effet de la fibre sur l'indice glycémique.

En ce qui concerne les tests d'index glycémique, la congélation d'un aliment pendant un an est considérée comme une méthode de préparation. C'est parce que la congélation d'un aliment change sa personnalité telle que mesurée par la façon dont notre corps réagit à cet aliment.

Comme vous le verrez lorsque vous passerez en revue les graphiques alimentaires de ce livre, de nombreux aliments préalablement congelés ont été testés cliniquement (sur des sujets humains) et donné un score d'indice glycémique. Certains de ces résultats peuvent être tout à fait remarquables par rapport aux résultats pour le même aliment qui n'était pas préalablement congelé.

En outre, pouvez-vous faire la différence dans le goût entre un fruit ou un légume frais et un fruit ou un légume auparavant froven?

Notre objectif principal ici est de rapporter avec précision la teneur en fibres de toute la partie comestible dans l'état naturel de l'aliment -- qui n'a pas été congelé e depuis un an. Le Département de l'agriculture des États-Unis (USDA) offre une telle ressource en fibres. La ressource de l'USDA utilise la méthode AOAC de déclaration des fibres (qui comprend à la fois les fibres solubles et insolubles. Par conséquent, le L'USDA fournit des nombres de fibres dans TRICHE FEUILLE SIMPLEMENT POUR LES ALIMENTS FRANÇAIS.

Dans ce livre, chaque fois qu'un échantillon préalablement congelé était utilisé pour des tests d'index glycémique, la description DE FOOD indique clairement ce fait.

Les aliments sont organisés dans la section des fibres de ce livre en fonction de leur teneur en fibres la plus élevée à la plus faible quantité de fibres dans une portion typique. La section Fibres organise les aliments indépendamment des glucides, de l'indice glycémique, de la charge ou de la catégorie glycémique.

CHARGE GLYCÉMIQUE (CG)

Le classement de l'indice glycémique (IG) est une mesure précise de la personnalité d'un glucides individuel. Le score de charge glycémique (CG) est une combinaison de la quantité de ce glucides et de son indice glycémique. La recherche médicale révèle que la charge glycémique est la base la plus fiable pour la régulation naturelle de la glycémie. Un faible score de charge glycémique de 10 ou moins pour chaque repas est le moyen de maintenir des niveaux stables de sucre dans le sang.

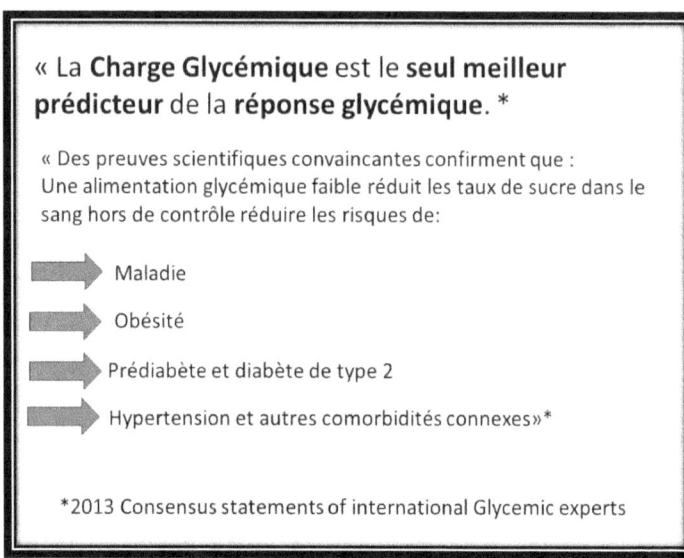

Les résultats d'études scientifiques sur la consommation de glucides à charge glycémique élevée indiquent un large éventail de problèmes de santé indésirables. Certains des plus célèbres sont le gain de poids, la résistance à l'insuline, le prédiabète, le diabète de type 2, le syndrome métabolique, les maladies cardiaques, la dépression, la maladie parodontale, la maladie des ovaires polykystiques et la croissance du cancer.

Voici un tableau simple des classements de charge glycémique pour une référence facile:

CLASSEMENTS DE CHARGE GLYCEMIC	SCORES DE CHARGE GLYCEMIC
Á FAIBLE TENEUR EN	10 ou LESS
INTERMÉDIAIRE (MOYEN)	11 – 19

MAXIMUM	20 ou GREATER

La charge glycémique (CG) est calculée de cette façon:

IG X Glucides /100 = CG.

Pour imaginer la valeur de l'utilisation de la charge glycémique, nous allons comparer deux aliments riches en glucides à partir de trois perspectives différentes.

Nous allons regarder une tranche de 30 g de pain blanc, et une tranche de 30 g de gâteau givré côte à côte.

1. Tout d'abord, nous jugerons ces aliments en nombre de glucides qu'ils ont.
2. Ensuite, nous allons comparer l'indice glycémique des deux aliments.
3. Enfin, nous calculerons la charge glycémique de chacun de ces aliments. Cela nous montrera, gramme pour gramme, qui a le moins d'effet sur les niveaux de sucre dans le sang.

COMPTAGE DES GLUCIDES

Ici, nous avons une tranche de pain, et une tranche de gâteau givré.
Ces deux aliments sont de 30 g de portions.
Tout d'abord, nous allons comparer le nombre de glucides dans une portion de 30 g:

Le pain a 14 g de glucides
Le gâteau a 17 g de glucides.

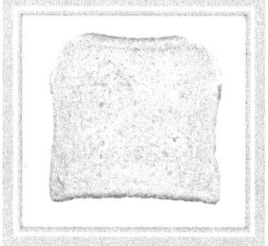 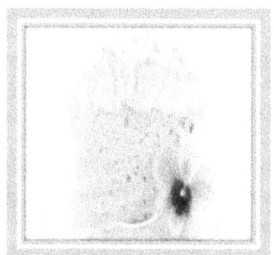

En comptant les glucides seul, le pain serait le meilleur choix.

Beaucoup pensent que le comptage des glucides est la seule chose qui compte pour la perte de poids et le contrôle de la glycémie.

L'idée est que nous avons besoin d'un certain nombre de glucides pour se transformer en glucose pour notre cerveau. Cette idée est fausse.

Les bonnes nouvelles sont que notre corps convertit la protéine et la graisse en glucose chaque fois qu'il y a une pénurie de glucose.

Retour à notre exemple:

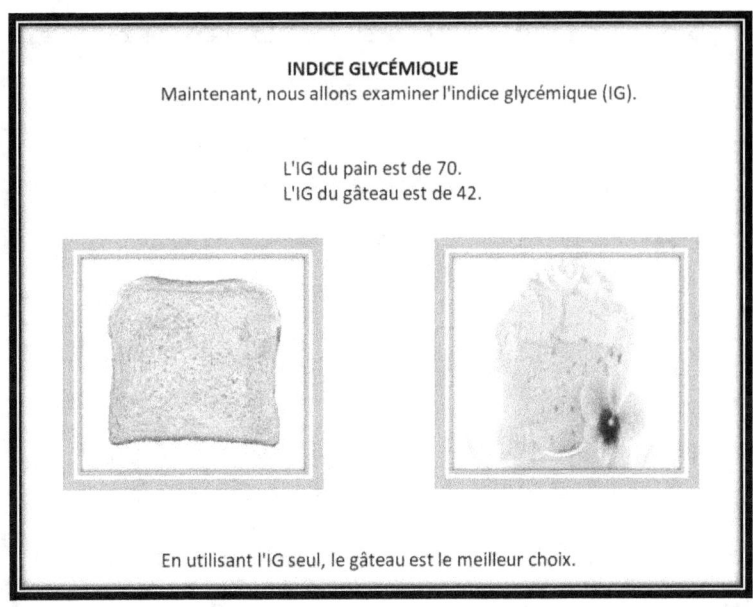

La vérité est que nous faisons une comparaison pour découvrir le moindre des deux maux afin de démontrer l'utilisation d'un principe scientifique.

En réalité, aucun de ces aliments n'a beaucoup (le cas échéant) valeur nutritionnelle réelle.

Mais ce que nous voyons, c'est comment un principe fonctionne dans la vie réelle, en termes de la façon dont nous pouvons utiliser ce principe pour le contrôle de la glycémie.

Et donc revenons à notre exemple, le pain a moins de glucides que le gâteau, mais le gâteau a un indice glycémique inférieur à celui du pain. Comment pouvons-nous décider lequel augmentera moins notre glycémie?

Voici où nous voyons comment appliquer ce principe scientifique:

CHARGE GLYCÉMIQUE

Maintenant, nous allons calculer la charge glycémique.

Pain: 14 g de glucides X 70 (GI) 980. Ensuite, divisez 980 par 100 '9.80 (GL '10)

Gâteau: 16 g de glucides X 42 (GI) 658. Maintenant, divisez 658 par 100 '6.58 (GL '7)

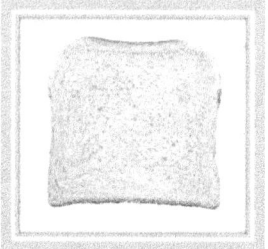 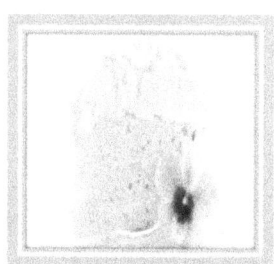

Comme vous pouvez le voir, la reine avait raison quand elle a dit: «Laissez-les manger du gâteau."

Donc, il est là ... la même arithmétique que nous avons apprise en cinquième année nous apporte la vérité sur le contrôle de la glycémie. C'est parce que la charge glycémique (CG) prend en compte à la fois l'indice glycémique (IG) et le nombre de glucides dans une portion. Donc, le fait surprenant est que la portion de 30 g de gâteau givré sort en fait mieux que la portion de 30 g de pain blanc, car il a effectivement un score de charge glycémique plus faible.

Mais, vous pouvez dire, "Le pain est le personnel de la vie!" Le pain est économique, et certains types de pain (principalement des types non blancs) fournissent une certaine nutrition. La sélection est un processus délicat. Des niveaux stables de sucre dans le sang sont à risque.

La plupart des professionnels de la santé considèrent l'IG et le GL trop complexes à utiliser dans leur pratique. Cela se traduit par le fait de ne pas énumérer les scores IG sur les produits emballés et de ne pas inclure ces scores dans nos fichiers nationaux de base de données nutritionnelles.

Cela laisse au consommateur le choix de le comprendre par lui-même.

Ce guide de poche fournit les valeurs IG et CG pour les aliments de FRANCE. Étant donné que ce petit livre permet d'examiner des données spécifiques à chaque pays, il devient plus simple de localiser et d'utiliser les faits alimentaires qui peuvent si grandement bénéficier à notre santé.

Mais avant de passer à autre chose, nous allons regarder un autre exemple de calcul de la charge glycémique.

Simplement compter les glucides par rapport à l'utilisation de l'indice glycémique pour calculer la charge glycémique

50g. Tortilla de maïs
Glucides = 24
IG = 52

Voici le calcul:
52 X 24 = 1248
1248/100 = 12.48 CG

50g. Tortilla de blé
Glucides = 26
IG = 30

Voici le calcul:
30 X 26 = 780
780/100 = 7.80 CG

Selon le nombre de glucides, la tortilla de maïs a le nombre le plus bas. Selon l'IG, la tortilla de blé a le score le plus bas. Après le calcul de la charge glycémique, nous constatons que la tortilla de blé est le meilleur choix de loin.

Voyez comment il est facile de calculer la charge glycémique lorsque vous connaissez l'indice glycémique et le nombre de glucides dans une portion? Gardez à l'esprit que l'indice glycémique reste toujours le même, quelle que soit la quantité de nourriture. L'indice glycémique reste le même indépendamment des grammes de glucides. Le nombre de glucides varie en fonction de la taille de la portion.

La clé dans les deux exemples que nous avons examinés est un indice glycémique inférieur. La clé pourrait aussi bien être moins de glucides. Aller avec une plus petite taille de portion permettra de réduire la charge glycémique, aussi. Cela permettra de réduire le nombre de glucides dans la portion.

Rappelez-vous, l'objectif est juste de toujours garder une faible charge glycémique de 10 ou moins à chaque repas.

Les graphiques de *TRICHE FEUILLE SIMPLEMENT POUR LES ALIMENTS FRANÇAIS* révèlent les détails des résultats des tests scientifiques. Dans certains cas, ces détails peuvent inclure des méthodes spéciales de préparation et de service. Certaines de ces méthodes sont efficaces pour transformer les aliments à haute glycémie en aliments à faible indice glycémique (IG) et une faible charge glycémique (CG).

La section Charge glycémique (CG) répertorie les aliments en fonction de leur score de charge glycémique, de faible à élevé. La section Charge glycémique énumère les aliments en fonction de leur score de charge glycémique, indépendamment des glucides, de l'indice glycémique, des fibres ou de la catégorie d'aliments dans lequel ils se trouvent.

PAR ORDRE ALPHABÉTIQUE PAR CATÉGORIE

Dans la table finale, la nourriture est organisée par ordre alphabétique en dix-sept catégories. Dans ces catégories, les aliments sont également placés dans l'ordre alphabétique. Les catégories sont les:

Boissons, céréales, biscuits, collations, fruits, céréales, haricots, produits laitiers, légumes, pain, pâtes, poisson-viande-volaille, noix, soupe, Amérique du Sud, et sucres.

Dans la section Catégorie, il est plus facile de comparer différentes variétés et les résultats que les différentes méthodes de préparation et de service ont sur les mêmes aliments.

La section Catégorie organise les aliments en leurs groupes alimentaires, indépendamment des glucides, de l'indice glycémique, des fibres ou de la charge glycémique.

À PROPOS DU MÉTABOLISME DES GLUCIDES

Les tableaux de ce livre sont organisés pour servir de guide de référence pour la sélection des aliments en fonction des facteurs qui affectent le métabolisme des glucides et les niveaux de sucre dans le sang.

Il peut être utile de placer un signet au début de chaque table. Cela vous aidera à attirer votre attention sur les aliments en haut des tables. Ces aliments ont un impact très minime sur les niveaux de sucre dans le sang.

Lorsque vous substituez les aliments vers le début des tables pour les autres (vers la fin des tables), ils vous garderont rassasiés plus longtemps et garderont les niveaux de sucre dans le sang stables. Lorsque vous ajoutez plus de ces aliments à votre assiette, ils relocalisent d'autres aliments avec une charge glycémique plus élevée qui augmentent les niveaux de sucre dans le sang et nécessitent plus d'insuline à digérer.

Le tableau de catégorie trie les aliments par ordre alphabétique de leur groupe alimentaire. C'est là qu'une occasion se présente de découvrir diverses méthodes de préparation et de service et l'effet qu'elles ont sur le métabolisme des glucides et les niveaux de sucre dans le sang. Le mot « Spécial » est inclus dans la colonne « Catégorie » pour que ces entrées se démarquent des autres.

Dans certains cas, un simple traitement transforme un aliment à IG élevé en un aliment à faible IG. L'abaissement de la CG de nos portions peut avoir un effet puissant sur la santé globale, et c'est particulièrement le cas chaque fois qu'un aliment particulier est apprécié sur une base régulière.

Les aliments marqués comme « /spécial » dans la colonne « Catégorie » sont particulièrement dignes de mérite. Ceux-ci sont plus évidents lorsqu'ils sont consultés dans le tableau « Catégorie » à partir de la page 81. Ici, vous pouvez facilement comparer des méthodes spéciales de préparation et de service qui sont scientifiquement prouvées pour abaisser l'indice glycémique (IG), et la charge glycémique (CG) des aliments riches en glucides.

CONTENU

GLUCIDES
INDICE GLYCÉMIQUE (IG)
FIBRES
CHARGE GLYCÉMIQUE (CG)
PAR ORDRE ALPHABÉTIQUE PAR CATÉGORIE
À PROPOS DU MÉTABOLISME DES GLUCIDES

LES TABLES:

GLUCIDES 1

INCICE GLYCÉMIQUE (IG) 21

FIBRES 41

CHARGE GLYCÉMIQUE (CG) 61

PAR ORDRE ALPHABÉTIQUE PAR CATÉGORIE 81

NOTES DE FIN, RÉFÉRENCES ET RESSOURCES 101

GLUCIDES

Réf #	Catégorie	Nourriture	IG	Portion g.	Glucide g.	Fibres g.	CG
USDA	Boisson	Café ou thé, noir, non sucré	0		0	0	0
USDA	Boisson	Eau	0		0	0	0
USDA	Boisson	Eau seltzer, extrait de cuisson aromatisé, stévia sucrée	0		0	0	0
Paquet	Sucres	Extrait de stévia	0		0	0	0
USDA	Boisson	Lait de coco, non sucré	40	240	0	0	0
G/USDA	En-cas	Sardines, poissons En-cass, en conserve	0	95	0	0	0
G/USDA	Poisson, Viande, Volaille	Toutes les viandes nature, poissons, volailles de crustacés, y compris le gibier sauvage ou les viandes	0		0	0	0
G/USDA	En-cas	Cornichon à l'aneth	40	28	0.6	0.3	0
G/USDA	Boisson	Lait d'amande, non sucré	0	226	1	1	0
G/USDA	En-cas	Oeuf dur	0		1	0	0
G/USDA	Légume	Radis	40	30	1	1	0
Paquet	Sucres	Stévia	0	1	<1		0
G/USDA	Légume	Cresson	40	120	2	1	1
Paquet	Sucres	Xylitol (1 paquet)	7	2.04	2	0	0
G/USDA/#	Fruit	Fraises	40	120	3	2	1
USDA/#	Haricots	Poudre de cacao, non sucrée	40	5	3	1	1
G/USDA	Légume	Bette à carde suisse	40	120	4	2	2
G/USDA	Légume	Céleri	40	120	4	2	2
G/USDA	Légume	Champignons	40	120	4	1	2
G/USDA	Légume	Concombre	40	120	4	1	2

GLUCIDES

Réf #	Catégorie	Nourriture	IG	Portion g.	Glucide g.	Fibres g.	CG
G/USDA	Légume	Courgette	40	120	4	1	2
G/USDA	Légume	Épinard	0	150	4	3	0
G/USDA	Laiterie	Fromage cottage crémeux	30	226	4	0	1
H/USDA	En-cas	Hummus (trempette de salade de pois chiches), préparé commercialement	6	30	4	2	0
G/USDA	Légume	Laitue à feuilles vertes	0	150	4	2	0
G/USDA	Légume	Roquette	40	120	4	2	2
Paquet	Sucres	Sucre de coco de palme	35	4	4	0	1
G/USDA	Légume	Asperge	40	120	5	3	2
H/USDA	Légume	Carottes, moyenne	39	80	5	2	2
USDA/#	Haricots	Poudre de caroube, non sucrée	40	6	5	2	2
G/USDA	Légume	Racine de gingembre	40	28	5	1	2
G/USDA	Légume	Radiccio	40	120	5	1	2
USDA/#	Fruit	Rhubarbe	40	120	5	2	2
G/USDA	Légume	Tomate	40	120	5	1	2
G/USDA	Légume	Chou-fleur	40	120	6	2	2
A747/USDA	Légume	Nopal (cactus de prickly de poire)	7	100	6	3	0
G/USDA	Légume	Verts à collier	40	120	6	5	2
G/USDA	Légume	Aubergine	40	120	7	4	3
G/USDA	Légume	Bok Choy	40	120	7	1	3
G/USDA	En-cas/ Spéciale	Céleri avec Hummus	40	80	7	3	0.4
G/USDA	Légume	Chou	40	120	7	3	3
G/USDA	Légume	Chourave	40	120	7	4	3
G/USDA	Noix	Macadamia	0	50	7	4	0

GLUCIDES

Réf #	Catégorie	Nourriture	IG	Portion g.	Glucide g.	Fibres g.	CG
G/USDA	Noix	Noix	0	50	7	4	0
USDA/#	Légume	Olives	40	120	7	4	3
G/USDA	Noix	Pacanes	0	50	7	5	0
H/USDA	Haricots	Soja, boiled	15	150	7	9	1
G/USDA	Légume	Tomatillo	40	120	7	2	3
G/USDA	Légume	Verts de moutarde	40	120	7	9	3
G/USDA	Légume	Ail	40	28	8	1	3
H/USDA	Noix	Arachides	7	50	8	4	1
G/USDA	Légume	Brocoli	40	120	8	3	3
USDA/#	Fruit	Figues	40	28	8	1	3
G/USDA	Légume	Gombos [Okra]	40	120	8	4	3
G/USDA	Noix	Noisettes	0	50	8	5	0
H/USDA	Fruit	Pamplemousse	25	120	8	2	3
H/USDA	Légume	Pois verts, moyenne	54	80	8	4	4
G/USDA	Légume	Vert haricots	40	120	8	4	3
G/USDA	Cookies/ Spéciale	Biscuits Ranger (De recette dans Are You Sweet Enough Already?) (Anglais)	35	80	9	10	3
B1171/USDA	Grain	Farine de noix de coco	42	55	9	5	4
B1654	Légume/ Spéciale	Pommes de terre, Type NS, bouilli dans de l'eau salée, réfrigéré, réchauffé (Inde)	23	150	9		8
B71/USDA	Boisson	V8® jus 100% Légume (Campbell's Soup Company ETATS-UNIS)	43	250	9	0	4
USDA/#	Fruit	Cantaloup	40	120	10	1	4
G/USDA	En-cas/ Spéciale	Céleri au beurre de noix de cajou	40	80	10	2	2

GLUCIDES

Réf #	Catégorie	Nourriture	IG	Portion g.	Glucide g.	Fibres g.	CG
G/USDA	Légume	Feuilles de raisin	40	60	10	7	4
H/USDA	Fruit	Pastèque	72	120	10	1	7
G/USDA	Noix	Amandes	0	50	11	6	0
G/USDA	Fruit	Avocat	0	120	11	8	0
G/USDA	Légume	Cou	40	120	11	2	4
G/USDA	Grain	Farine de farine d'amande	0	50	11	6	0
USDA/#	Fruit	Honeydew	40	120	11	1	4
G/USDA	Légume	Jicama	40	120	11	6	4
B1058	Fruit	Jus de tomate, en conserve	38	250	11		4
B816	Laiterie	Lait écrémé (Etats-Unis)	32	250	11	0	4
H	Laiterie	Lait, écrémé, moyen	31	250	11	0	4
USDA/#	Fruit	Les hanches de rose	40	28	11	7	4
G/USDA	Légume	Oignon	40	120	11	2	4
H/USDA	Fruit	Orange, brut, moyen	45	120	11	3	5
A415/USDA	Fruit	Oranges, crues (Sunkist, Van Nuys, CA, Etats-Unis)	48	120	11	3	5
H/USDA	Fruit	Poire, en conserve dans le jus de poire	44	120	11	4	5
G/USDA	Légume	Poivron	40	120	11	2	4
H/USDA	En-cas	Popcorn, micro-ondes, nature, moyenne	55	20	11	3	6
G/USDA	Légume	Verts de pissenlit	40	120	11	4	4
JL/USDA	En-cas/ Spéciale	Chocolado Parfait avec une cerise (Chocolado Parfait with a Cherry) (De recette dans Are You Sweet Enough Already?) (Anglais)	40	113	12	6	5
H	Laiterie	Crème glacée, régulière, moyenne	62	50	12	0	8
USDA/#	Fruit	Mûres [Blackberries]	0	120	12	4	0

GLUCIDES

Réf #	Catégorie	Nourriture	IG	Portion g.	Glucide g.	Fibres g.	CG
USDA/#	Fruit	Mûres [Mulberries]	40	120	12	2	5
B191	Pain/ Spéciale	Pain de farine de blé blanc, congelé et décongelé, (British Bakeries Ltd., Royaume-Uni	75	30	12		9
B193	Pain/ Spéciale	Pain de farine de blé blanc, congelé, décongelé et grillé, (British Bakeries Ltd., Royaume-Uni)	64	30	12		8
H/USDA	Fruit	Pêche, moyenne	42	120	12	2	5
G/USDA	Légume	Verts de betterave	40	120	12	3	5
USDA/#	Fruit	Abricot	40	120	13	2	5
G/USDA	Légume	Artichaut	40	120	13	6	5
Paquet	Sucres	Mélasse Balckstrap	55	15	13	0	7
H/USDA	Pain	Pain, blé entier, moyenne	71	30	13	2	9
USDA/#	Fruit	Papaye	40	120	13	2	5
G/USDA	Fruit	Pêches, Delmonte® en conserve dans du sirop léger (produit au Canada)	52	120	13	2	9
USDA/#	Fruit	Prune	40	120	13	2	5
USDA/#	Fruit	Biosenberries	40	120	14	6	0
H/USDA	Noix	Cajou	22	50	14	2	3
USDA/#	Fruit	Canneberges	40	120	14	6	6
USDA/#	Fruit	Cerises, rouge	40	120	14	2	6
B636	Cookies	Digestifs, Grany en-cas Fruits des bois (LU, France)	50	30	14		7
A101/USDA	Pain	Farine de blé blanc pain (Etats-Unis)	70	30	14	1	10
A324	Cookies	Grany en-cas Fruits des bois (LU, France)	50	30	14		17

GLUCIDES

Réf #	Catégorie	Nourriture	IG	Portion g.	Glucide g.	Fibres g.	CG
B197/Paquet	Pain/Spéciale	Merveille® Pain, moyenne	73	30	14	2	10
A116/USDA	Pain	Pain de farine de blé entier (blé entier), farine de farine entière (États-Unis)	73	30	14	1	10
H/USDA	Légume	Panais	52	80	14	4	7
A57	Pain	Baguette, blanc, plaine (France)	95	30	15		15
B243	Pain	Farine complète (France)	85	30	15		13
H/USDA	Haricots	Fèves au lard, fèves marines	40	150	15	9	6
G/USDA	Fruit	Framboises	0	120	15	8	3
B1270	Pain/Spéciale	Pain blanc 30 g grillé, servi avec 36 g de fromage cheddar (Royaume-Uni)	35	66	15		5
H/USDA	Pain	Pain de farine de blé blanc, moyenne	75	30	15	1	11
H	Poisson, Viande, Volaille	Pépites de poulet, congelées, réchauffées au micro-ondes 5 min.	46	100	15		7
A342	Cookies	Sablé des Flandres (LU, France)	57	20	15		8
B701	Cookies	Sablé des Flandres (LU, France)	57	20	15		8
A746/USDA	Sud-américaine	Tortilla de maïs, frite, avec purée de pommes de terre, tomate fraîche et laitue (mexicaine)	78	100	15	1	11
G/USDA	Légume	Agropyre	40	30	16	8	6
USDA/#	Fruit	Ananas	40	120	16	2	3
A323	Cookies	Grany en-cas Abricot (LU, France)	55	30	16		9
B635	Cookies	Grany en-cas Abricot (LU, France)	55	30	16		9
USDA/#	Fruit	Mandarine (Mandarine)	40	120	16	2	7
USDA/#	Fruit	Mandarine (Tangerine)	40	120	16	2	7

GLUCIDES

Réf #	Catégorie	Nourriture	IG	Portion g.	Glucide g.	Fibres g.	CG
A388/USDA	Fruit	Pommes, premières, N.-É. (ETATS-UNIS)	40	120	16	3	6
H/USDA	Pain	Rouleau Kaiser	73	30	16	1	12
H	En-cas	Sablé	64	25	16		10
A346	Cookies	Thé (LU, France)	41	20	16		6
H/USDA	En-cas	Biscuits Graham	74	25	17	1	13
G/USDA	Fruit	Bleuets	29	120	17	3	5
H	En-cas	Chips de seigle, moyenne	64	25	17	N/D	11
USDA/#	Fruit	Goyave	40	120	17	6	7
H/USDA	Haricots	Lentilles, cuites	29	150	17	12	5
A462	Haricots	Lentilles, type NS (ETATS-UNIS)	28	150	17	12	5
H/USDA	Pain	Pain Pita, blanc	68	30	17	1	10
H/USDA	Fruit	Pêche, en conserve dans du sirop léger	52	120	17	2	9
G/USDA	Légume	Poireau	40	120	17	2	7
A337	Cookies	Prince Energie+ (LU, France)	73	25	17		13
B690	Cookies	Prince Energie+ (LU, France)	73	25	17		13
B102	Pain/ Spéciale	Baguette Français traditionnelle (préparée avec du blé)	57	30	18		10
G/USDA	Grain	Farine de pois chiches	10	30	18	5	2
USDA/#	Fruit	Kiwi	40	120	18	4	6
A463	Haricots	Lentilles, vertes, séchées, bouillies (France)	30	150	18		6
B1619/USDA	Grain	Maïs sucré, bouilli	60	80	18	2	11
USDA/#	Fruit	Mangue	40	120	18	2	7
A336	Cookies	Petit LU Roussillon (LU, France)	48	25	18		9

GLUCIDES

Réf #	Catégorie	Nourriture	IG	Portion g.	Glucide g.	Fibres g.	CG
B686	Cookies	Petit LU Roussillon (LU, France)	48	25	18		9
H/USDA	Fruit	Poire	38	120	18	4	4
G/USDA	Légume	Racine de curcuma	40	28	18	6	7
A750/Paquet	Sud-américaine	Tortilla de blé servie avec haricots pinto frits et sauce tomate (mexicaine)	28	100	18	6	5
A348	Cookies	Véritable Petit Beurre (LU, France)	51	25	18		9
A198	Grain	Alpen Muesli (Wheetabix, France)	55	30	19		10
H/USDA	En-cas	Bretzels, cuits au four	83	30	19	1	16
A111	Pain/ Spéciale	Pain blanc contenant de l'amidon de maïs amylase élevé Eurylon	42	30	19		8
B221	Pain/ Spéciale	Pain blanc contenant de l'amidon de maïs eurylon® haute amylose (France)	42	30	19		8
A335	Cookies	Petit LU Normand (LU, France)	51	25	19		10
B685	Cookies	Petit LU Normand (LU, France)	51	25	19		10
A220/USDA	Céréale	Raisin Bran (Kellogg's, ETATS-UNIS)	61	30	19	3	12
B414/USDA	Céréale	Raisin Bran™	61	30	19	3	12
B711	Cookies	Thé (LU, France)	41	25	19		8
B712	Cookies	Véritable Petit Beurre (LU, France)	51	25	19		10
B713	Cookies	Véritable Petit Beurre (LU, France) (2002)	54	25	19		10
B714	Cookies	Véritable Petit Beurre (LU, France) (2006)	54	25	19		10
USDA/#	Fruit	Corossol	40	120	20	4	2
USDA/#	Fruit	Litchi	40	120	20	2	4
B684	Cookies	Petit brun extra (LU, France)	77	25	20		15

GLUCIDES

Réf #	Catégorie	Nourriture	IG	Portion g.	Glucide g.	Fibres g.	CG
H/USDA	Légume	Pomme de terre, purée instantanée, moyenne	87	150	20	1	17
B1665	Légume	Pommes de terre en purée instantanée (Idahoan Foods Lewisville ID ETATS-UNIS)	97	150	20		19
B1671	Légume/ Spéciale	Pommes de terre en purée Type NS (France)	83	150	20		17
H/USDA	Fruit	Raisins, Noir	59	120	20	1	11
B299/USDA	Céréale	All-Bran®, moyenne	55	30	21	5	12
H/USDA	En-cas	Croustilles de pommes de terre, moyenne	56	50	21	2	12
H/USDA	En-cas	Gâteaux de riz, moyenne	82	25	21	1	17
H/USDA	Pain/ Spéciale	Pain, Pumpernickel	56	30	21	2	7
B1655	Légume/ Spéciale	Pomme de terre, rouge, coupée en cubes, bouillie dans de l'eau salée 12 min, entreposée toute la nuit au réfrigérateur, consommée froide (Canada)	56	120	21	3	12
B1650/USDA	Légume/ Spéciale	Pommes de terre rouges, bouillies avec la peau dans l'eau salée pendant 12 min (Canada)	89	120	21	3	19
A228	Céréale	Spécial K (Kellogg's, ETATS-UNIS)	69	30	21	0.3	14
B423	Céréale	Spécial K™	69	30	21	0.3	14
B731/USDA	En-cas	Gâteaux de riz soufflé s'est adasmé au caramel (ETATS-UNIS)	82	25	22	1	18
A182/USDA	Céréale	GrapeNuts (Kraft Foods Inc, Port Chester, NY, ETATS-UNIS)	75	30	22	3	16
B339/USDA	Céréale	noix de raisin®	75	30	22	3	16

GLUCIDES

Réf #	Catégorie	Nourriture	IG	Portion g.	Glucide g.	Fibres g.	CG
B465	Céréales/ Spécial	Poridge, avoine géante, (Sainsbury's, Royaume-Uni) consommée avec du lait demi-écrémé	40	250	22		9
A151/USDA	Céréale	All-Bran (céréale à haute teneur en fibres et extrudé de blé)(Kellogg's, Battle Creek, MI, ETATS-UNIS)	38	30	23	5	9
H/USDA	Fruit	Banane, moyenne	48	120	23	3	11
B460	Céréales/ Spécial	Céréales d'avoine chaude, 30 g préparées avec 125 ml de lait écrémé (Royaume-Uni)	40	155	23		9
USDA/#	Fruit	Grenade	40	120	23	9	2
H/USDA	Haricots	Haricots noirs, bouillis	30	150	23	12	7
A332	Cookies	Nutrigrain Fruits des bois (Kellogg's, France)	57	35	23		13
B675	Cookies	Nutrigrain Fruits des bois (Kellogg's, France)	57	35	23		13
B424	Céréale	Spécial K™, à base de riz (Kellogg's, France)	84	30	23		20
A745/Paquet	Sud-américaine	Tortilla de maïs, servi avec pinto pinto en purée frite et sauce tomate (mexicaine)	39	100	23	6	9
G/USDA	En-cas/ Spéciale	Tranches de pomme avec le beurre d'arachide	38	120	23	5	9
A175	Grain	Energy Mix (Quaker, France)	80	30	24		19
H/USDA	Céréale	Farine d'avoine, moyenne	55	250	24	4	13
H/USDA	Boisson	Jus d'orange, non sucré	50	250	24	1	12
A229	Grain	Special K (Kellogg's, France)	84	30	24		20
A744/USDA	Sud-américaine	Tortilla de maïs (mexicaine)	52	50	24	1	12
A397/USDA	Fruit	Banane, crue, mûre, toute jaune (ETATS-UNIS)	51	120	25	3	13

GLUCIDES

Réf #	Catégorie	Nourriture	IG	Portion g.	Glucide g.	Fibres g.	CG
A397/USDA	Fruit	Banane, légèrement sous mûre, jaune avec des sections vertes (ETATS-UNIS)	42	120	25	3	11
G/USDA	Fruit	Banane, légèrement sous-mûre, jaune avec sections vertes	42	120	25	3	11
A397/USDA	Fruit	Banane, trop mûre, jaune mouchetée de brun (ETATS-UNIS)	48	120	25	3	12
A164	Céréale	Breakfast Céréale: Chocapic (Nestlé, France)	84	30	25		21
B316	Céréale	Chocapic™, blé à base de flocons Céréale (2003) (Nestlé, France)	70	30	25		17
H/USDA	Céréale	Cornflakes®, moyenne	81	30	25	1	20
B328	Céréale	Energy Mix™, blé à base de flocons Céréale (Quaker, France)	80	30	25		20
A748/Paquet	Sud-américaine	Haricots Pinto, bouillis dans de l'eau salée (mexique)	14	150	25	8	4
A457	Haricots	Haricots rouges, séchés, bouillis (France)	23	150	25		6
H/USDA	En-cas	Pizza, Super Suprême (Pizza Hut®)	36	100	25	2	9
H	Grain	Quinoa	53	150	25		13
H/USDA	Grain	Boulgour, moyen, cuit	47	150	26	7	12
B317	Céréale	Chocapic™, à base de blé écaillé Céréale (2003) (Nestlé, France)	74	30	26		19
B318	Céréale	Chocapic™, à base de blé écaillé Céréale (2003) (Nestlé, France)	84	30	26		22
B316-B318	Céréale	Chocapic™, à base de blé écaillé Céréale Moyenne de trois études pour (2003) (Nestlé, France)	76	30	26		20
A168/USDA	Céréale	Cornflakes (Kellogg's, ETATS-UNIS)	92	30	26	1	24
H/USDA	En-cas	Croustilles de maïs	42	50	26	2	11

GLUCIDES

Réf #	Catégorie	Nourriture	IG	Portion g.	Glucide g.	Fibres g.	CG
H/USDA	Haricots	Haricots de rein, bouillis	34	150	26	9	9
A416/USDA	Boisson	Jus d'orange, reconstitué à partir de concentré congelé (ETATS-UNIS)	57	250	26	1	15
A749/USDA	Sud-américaine	Tortilla de blé (mexicaine)	30	50	26	5	8
H/USDA	Céréale	Avoine, instantanée, moyenne, un paquet (41g)	79	41	27	4	21
H/USDA	Légume	Pomme de terre, blanche, bouillie, moyenne	82	150	27	3	21
USDA	Céréale	Crème de blé		250	28	1	
USDA/#	Fruit	Fruit de la passion	40	120	28	12	5
H/USDA	En-cas	Pizza, pâte nature cuite, servie avec fromage parmesan et sauce tomate avec fromage parmesan et sauce tomate	80	100	28	1	22
B1555/USDA	Soupe	Soupe de tomates condensée préparé avec de l'eau (Campbell's Soup Company Camden NJ ETATS-UNIS)	52	250	28	2	15
H/USDA	Boisson	Jus de pomme, non sucré	41	250mL	29	1	12
A389/USDA	Boisson	Jus de pomme, non sucré (ETATS-UNIS)	40	250	29	1	12
H/USDA	Haricots	Chipkpeas, bouilli	10	150	30	12	3
B1631/USDA	Légume	Pomme de terre, rousse cuite au four	111	150	30	3	33
B691	Cookies	Prince fourré chocolat (LU, France)	50	45	30		15
B692	Cookies	Prince fourré chocolat (LU, France)	53	45	30		16
A338c	Cookies	Prince fourré chocolat, Moyenne de 2 études pour (LU, France)	52	45	30		16

GLUCIDES

Réf #	Catégorie	Nourriture	IG	Portion g.	Glucide g.	Fibres g.	CG
H/USDA	Grain	Riz brun, cuit à la vapeur	50	150	30	3	16
A274	Grain	Riz, blanc bouilli, type NS Type NS, consommé seul (France)	45	150	30		14
H/USDA	Légume	Pomme de terre, sucrée, moyenne	70	150	31	5	22
A313	Cookies	Barquette Abricot (LU, Ris, Orangis, France	71	40	32		23
B616	Cookies	COOKIES, Barquette Abricot (LU, Ris, Orangis, France)	71	40	32		23
USDA	Céréale	Grits	N/D	250	32	1	
A60	Pain	Pain au lait (Pasquier, France)	63	60	32		20
B106	Pain	Pain au lait (Pasquier, France)	63	60	32		20
B1658/USDA	Légume	Pommes de terre, Français frites (Frites d'or Orelda)	64	150	32	6	21
B693	Cookies	Prince gout chocolat (LU, France)	53	45	32		17
B611	Pâtes	Blé dur, précuit, cuit 10 min (Ebly, France)	50	50g/dry	33		17
B504/USDA	Grain	Maïs doux	60	150	33	4	20
A265/USDA	Grain	Maïs doux (ETATS-UNIS)	60	150	33	2	20
H/USDA	Grain	Maïs doux sur l'épi	48	60	33	2	14
H/USDA	Fruit	Pruneaux, dénoyautés	29	60	33	4	10
A298/USDA	Grain	Riz, Brun, cuit à la vapeur (ETATS-UNIS)	50	150	33	3	16
B671	Cookies	LU Petit Dejeuner avec Prunes (LU, France)	51	50	34		17
B661	Cookies	LU Petit Dejeuner Coconut, Noix et le chocolat (LU France) (2006)	51	50	34		17
B667	Cookies	LU Petit Dejeuner Lait et Céréales (LU France and Belgium) (2004)	55	50	34		19

GLUCIDES

Réf #	Catégorie	Nourriture	IG	Portion g.	Glucide g.	Fibres g.	CG
B668	Cookies	LU Petit Dejeuner Lait et Céréales (LU France and Belgium) (2006)	39	50	34		13
B660	Cookies	LU Petit Dejeuner noix de coco, Noix et le chocolat (LU France) (2005)	55	50	34		19
B652	Cookies	LU P'tit Déjeuner Chocolat (LU, France)	42	50	34		14
B695	Cookies	Prince Petit Déj Céréales (LU, France)	52	50	34		18
A329b	Cookies	Chocolat (LU, France) LU P'tit Déjeuner Miel et Pépites	52	50	35		18
A329c	Cookies	Chocolat (LU, France) LU P'tit Déjeuner Miel et Pépites	49	50	35		18
A585	Sucres	Glucose 30 g, avec 150 g de bœuf grillé, 30 g de fromage et 10 g de beurre Moyenne de 2 groupes de sujets (repas total contenant 50 g de glucides) (France)	56	250	35		20
A329a	Cookies	LU P'tit Déjeuner Miel et Pépites	45	50	35		16
A329d	Cookies	LU P'tit Déjeuner Miel et Pépites Moyenne de trois études pour (LU, France)	49	50	35		17
B659	Cookies	LU Petit Dejeuner Céréales & Pépites de chocolat, faible en sucre (LU France, LU Belgique, LU République tchèque)	37	50	35		13
B657	Cookies	LU Petit Dejeuner Chocolat & Céréales (LU France) (2003)	46	50	35		16
B658	Cookies	LU Petit Dejeuner Chocolat & Céréales (LU France) (2006)	58	50	35		20
B665	Cookies	LU Petit Dejeuner Croustilles de miel et de chocolat (LU France) (2003)	47	50	35		17

GLUCIDES

Réf #	Catégorie	Nourriture	IG	Portion g.	Glucide g.	Fibres g.	CG
B666	Cookies	LU Petit Dejeuner Croustilles de miel et de chocolat (LU France) (2006)	46	50	35		16
B669	Cookies	LU Petit Dejeuner MultiCéréales (LU France, LU Belgium)	46	50	35		16
B670	Cookies	LU Petit Dejeuner with Fruits and Figs (LU France, LU Belgium)	41	50	35		14
B653	Cookies	LU P'tit Déjeuner Miel et Pépites Chocolat (LU, France)	45	50	35		16
B654	Cookies	LU P'tit Déjeuner Miel et Pépites Chocolat (LU, France)	49	50	35		18
B655	Cookies	LU P'tit Déjeuner Miel et Pépites Chocolat (LU, France)	52	50	35		18
B653-B655	Cookies	LU P'tit Déjeuner Miel et Pépites Chocolat, Moyenne de trois études pour (LU, France)	49	50	35		17
B696	Cookies	Prince Petit Déj Céréales et Chocolat (LU, France)	51	50	35		18
B662	Cookies	LU Petit Dejeuner Fruits et muesli (LU France) (2002)	45	50	36		16
B663	Cookies	LU Petit Dejeuner Fruits et muesli (LU France) (2003)	49	50	36		17
B664	Cookies	LU Petit Dejeuner Fruits et muesli (LU France) (2004)	47	50	36		17
B662-B664	Cookies	LU Petit Dejeuner Fruits et muesli, Moyenne de trois études pour (LU France)	47	50	36		17
B656	Cookies	LU Petit Dejeuner, Chocolat, faible en sucre (LU France)	51	50	36		18
H/USDA	Pâtes	Macaroni et fromage (Kraft®)	64	180	36	3	23
A340	Cookies	Prince Petit Déjeuner Vanille (LU, France and Spain)	45	50	36		16

GLUCIDES

Réf #	Catégorie	Nourriture	IG	Portion g.	Glucide g.	Fibres g.	CG
B697	Cookies	Prince Petit Déjeuner Vanille (LU, France et Espagne)	45	50	36		16
B603/USDA	Grain	Riz, Converti blanc bouilli 20-30 min Oncle Ben's® (Masterfoods ETATS-UNIS)	38	150	36	3	14
A300/USDA	Grain	Riz, Converti, blanc, bouilli 20 à 30 min (Oncle Ben; Masterfoods ETATS-UNIS, Vernon, Californie)	38	150	36	3	14
A300/USDA	Grain	Riz, Converti, blanc, grain long, bouilli 20 à 30 min (Oncle Ben's; Masterfoods ETATS-UNIS)	50	150	36	3	18
A300/USDA	Grain	Riz, Étuvé (ETATS-UNIS)	72	150	36	3	26
B547/USDA	Grain	Riz, Récolte de légumes Oncle Ben's®Medley de grains entiers prêts™ (pouch) (Effem Foods ETATS-UNIS)	48	150	36	3	17
A58	Pain	Baguette Français à la tartinade au chocolat (France)	72	70	37		27
B104	Pain	Baguette Français à la tartinade au chocolat (France)	72	70	37		27
A307a	Pâtes	Blé dur, précuit, cuit 20 min (Ebly, Chateaudun, France)	52	50g/dry	37		19
A307	Grain	Grains de Durham précuits au blé cuits 20 min. (Ebly, Chateaudun, France)	52	50/dry	37		19
B545/USDA	Grain	Riz, Santa Fe Oncle Ben® Prêt Medley de grains entiers™ (poche) (Effem Foods ETATS-UNIS)	48	150	37	3	18
B1546/USDA	Soupe	Minestrone condense préparé avec de l'eau (Campbell's Soup Company Camden NJ ETATS-UNIS)	48	250	38	1	18
USDA/#	Fruit	Plantain	40	120	38	3	10

GLUCIDES

Réf #	Catégorie	Nourriture	IG	Portion g.	Glucide g.	Fibres g.	CG
B612	Pâtes	Blé dur, précuit dans une poche, réchauffé au micro-ondes, Ebly Express (Ebly, France)	40	125	39		16
A307c	Grain	Blé précuit dans une poche réchauffée au micro-ondes (Ebly Express; Ebly, France)	40	125	39	N/D	16
H/USDA	Haricots	Haricots de marine, moyens, bouillis	39	150	39	16	14
B535/USDA	Grain	Riz, Brown et Wild Uncle Ben's® Medley de grains entiers prêts™ (poche) (Effem Foods ETATS-UNIS)	45	150	39	3	18
B536/USDA	Grain	Riz, brun aromatisé au poulet Oncle Ben's® Ready Whole Grain (pouch) (Effem Foods ETATS-UNIS)	46	150	39	3	18
H/USDA	Grain	Riz, Blanc, bouilli, type non-Spécifié	72	150	40	1	29
H/USDA	Pâtes	Spaghetti, grains entiers, bouilli	42	180	40	3	17
A59	Pain	Baguette de Français avec le beurre et la confiture de fraise	62	70	41		26
B105	Pain	Baguette de Français avec le beurre et la confiture de fraise	62	70	41		26
USDA/#	Fruit	Kaki	40	120	41	4	4
H/USDA	Grain	Riz, blanc, cuisson rapide Basmati	63	150	41	1	26
H/USDA	Légume	Pomme de terre, ignames, moyenne	54	150	42	6	20
B540/USDA	Grain	Riz, Long Grain et oncle sauvage Ben's® Riz prêt (poche) (Effem Foods ETATS-UNIS)	49	150	42	3	21
B544	Grain	Riz, Oncle aromatisé au poulet roti Ben's® Ready (poche) (Effem Foods ETATS-UNIS)	51	150	42	3	21
H/USDA	Fruit	Dates	42	60	43	5	18

GLUCIDES

Réf #	Catégorie	Nourriture	IG	Portion g.	Glucide g.	Fibres g.	CG
A534/USDA	Pâtes	Spaghetti, blanc, blé dur, bouilli 20 min (ETATS-UNIS)	58	180	43	3	27
A537/USDA	Pâtes	Spaghetti, repas entier, repas complet bouilli (ETATS-UNIS)	32	180	44	3	14
H/USDA	Pâtes	Spaghetti, blanc, bouilli 20 min.	58	180	45	3	26
H	Grain	Orge perlée, moyenne	25	150	46		11
B1370	Pâtes	Spaghetti, blanc, bouilli 20 min. (France)	39	180	46		18
H/USDA	Fruit	Raisins secs	64	60	47	2	28
H/USDA	Pâtes	Macaroni, moyenne	50	180	48	3	24
A536	Pâtes	Spaghetti, blanc, semoule de blé dur bouillie dans 0,7% d'eau salée pendant 11 min. (Panzani, Marseille, France)	59	180	48		28
A536	Pâtes	Spaghetti, blanc, semoule de blé dur bouillie dans 0,7% d'eau salée pendant 16,5 min. (Panzani, Marseille, France)	65	180	48		31
A536	Pâtes	Spaghetti, blanc, semoule de blé dur bouillie dans 0,7% d'eau salée pendant 22 min. (Panzani, Marseille, France)	46	180	48		22
B1375	Pâtes	Spaghetti, blanc, semoule de blé dur bouillie dans 0,7% d'eau salée pendant 11 min. (Panzani, Marseille, France)	59	180	48		28
B1376	Pâtes	Spaghetti, blanc, semoule de blé dur bouillie dans 0,7% d'eau salée pendant 16,5 min. (Panzani, Marseille, France)	65	180	48		31
B1377	Pâtes	Spaghetti, blanc, semoule de blé dur bouillie dans 0,7% d'eau salée pendant 22 min. (Panzani, Marseille, France)	46	180	48		22

GLUCIDES

Réf #	Catégorie	Nourriture	IG	Portion g.	Glucide g.	Fibres g.	CG
A536	Pâtes	Spaghetti, Moyenne de 3 temps de cuisson pour Spaghetti, blanc, semoule de blé dur (Panzani, Marseille, France)	57	180	48		26
B1375-B1377	Pâtes	Spaghetti, Moyenne de trois temps de cuisson pour Spaghetti, blanc, semoule de blé dur (Panzani, Marseille, France)	57	180	48		27
A494	Grain	Riz à la coque, bœuf grillé, fromage et beurre (France)	27	440	50		14
A494	Grain	Riz à la coque, bœuf grillé, fromage et beurre (France)	22	440	50		11
A494	Grain	Riz bouilli blanc, le beefburger grillé, le fromage et le beurre Moyenne de 2 groupes de sujets pour (France)	25	440	50		13

GLUCIDES

INCICE GLYCÉMIQUE (IG)

Réf #	Catégorie	Nourriture	IG	Portion g.	Glucide g.	Fibres g.	CG
G/USDA	Noix	Amandes	0	50	11	6	0
G/USDA	Fruit	Avocat	0	120	11	8	0
USDA	Boisson	Café ou thé, noir, non sucré	0		0	0	0
USDA	Boisson	Eau	0		0	0	0
USDA	Boisson	Eau seltzer, extrait de cuisson aromatisé, stévia sucrée	0		0	0	0
G/USDA	Légume	Épinard	0	150	4	3	0
Paquet	Sucres	Extrait de stévia	0		0	0	0
G/USDA	Grain	Farine de farine d'amande	0	50	11	6	0
G/USDA	Fruit	Framboises	0	120	15	8	3
G/USDA	Boisson	Lait d'amande, non sucré	0	226	1	1	0
G/USDA	Légume	Laitue à feuilles vertes	0	150	4	2	0
G/USDA	Noix	Macadamia	0	50	7	4	0
USDA/#	Fruit	Mûres [Blackberries]	0	120	12	4	0
G/USDA	Noix	Noisettes	0	50	8	5	0
G/USDA	Noix	Noix	0	50	7	4	0
G/USDA	En-cas	Oeuf dur	0		1	0	0
G/USDA	Noix	Pacanes	0	50	7	5	0
G/USDA	En-cas	Sardines, poissons En-cass, en conserve	0	95	0	0	0
Paquet	Sucres	Stévia	0	1	<1		0
G/USDA	Poisson, Viande, Volaille	Toutes les viandes nature, poissons, volailles de crustacés, y compris le gibier sauvage ou les viandes	0		0	0	0

INCICE GLYCÉMIQUE (IG)

Réf #	Catégorie	Nourriture	IG	Portion g.	Glucide g.	Fibres g.	CG
H/USDA	En-cas	Hummus (trempette de salade de pois chiches), préparé commercialement	6	30	4	2	0
H/USDA	Noix	Arachides	7	50	8	4	1
A747/USDA	Légume	Nopal (cactus de prickly de poire)	7	100	6	3	0
Paquet	Sucres	Xylitol (1 paquet)	7	2.04	2	0	0
H/USDA	Haricots	Chipkpeas, bouilli	10	150	30	12	3
G/USDA	Grain	Farine de pois chiches	10	30	18	5	2
A748/Paquet	Sud-américaine	Haricots Pinto, bouillis dans de l'eau salée (mexique)	14	150	25	8	4
H/USDA	Haricots	Soja, boiled	15	150	7	9	1
H/USDA	Noix	Cajou	22	50	14	2	3
A494	Grain	Riz à la coque, bœuf grillé, fromage et beurre (France)	22	440	50		11
A457	Haricots	Haricots rouges, séchés, bouillis (France)	23	150	25		6
B1654	Légume/Spéciale	Pommes de terre, Type NS, bouilli dans de l'eau salée, réfrigéré, réchauffé (Inde)	23	150	9		8
H	Grain	Orge perlée, moyenne	25	150	46		11
H/USDA	Fruit	Pamplemousse	25	120	8	2	3
A494	Grain	Riz bouilli blanc, le beefburger grillé, le fromage et le beurre Moyenne de 2 groupes de sujets pour (France)	25	440	50		13
A494	Grain	Riz à la coque, bœuf grillé, fromage et beurre (France)	27	440	50		14
A462	Haricots	Lentilles, type NS (ETATS-UNIS)	28	150	17	12	5

INCICE GLYCÉMIQUE (IG)

Réf #	Catégorie	Nourriture	IG	Portion g.	Glucide g.	Fibres g.	CG
A750/Paquet	Sud-américaine	Tortilla de blé servie avec haricots pinto frits et sauce tomate (mexicaine)	28	100	18	6	5
G/USDA	Fruit	Bleuets	29	120	17	3	5
H/USDA	Haricots	Lentilles, cuites	29	150	17	12	5
H/USDA	Fruit	Pruneaux, dénoyautés	29	60	33	4	10
G/USDA	Laiterie	Fromage cottage crémeux	30	226	4	0	1
H/USDA	Haricots	Haricots noirs, bouillis	30	150	23	12	7
A463	Haricots	Lentilles, vertes, séchées, bouillies (France)	30	150	18		6
A749/USDA	Sud-américaine	Tortilla de blé (mexicaine)	30	50	26	5	8
H	Laiterie	Lait, écrémé, moyen	31	250	11	0	4
B816	Laiterie	Lait écrémé (Etats-Unis)	32	250	11	0	4
A537/USDA	Pâtes	Spaghetti, repas entier, repas complet bouilli (ETATS-UNIS)	32	180	44	3	14
H/USDA	Haricots	Haricots de rein, bouillis	34	150	26	9	9
G/USDA	Cookies/ Spéciale	Biscuits Ranger (De recette dans Are You Sweet Enough Already?) (Anglais)	35	80	9	10	3
B1270	Pain/ Spéciale	Pain blanc 30 g grillé, servi avec 36 g de fromage cheddar (Royaume-Uni)	35	66	15		5
Paquet	Sucres	Sucre de coco de palme	35	4	4	0	1
H/USDA	En-cas	Pizza, Super Suprême (Pizza Hut®)	36	100	25	2	9
B659	Cookies	LU Petit Dejeuner Céréales & Pépites de chocolat, faible en sucre (LU France, LU Belgique, LU République tchèque)	37	50	35		13

INCICE GLYCÉMIQUE (IG)

Réf #	Catégorie	Nourriture	IG	Portion g.	Glucide g.	Fibres g.	CG
A151/USDA	Céréale	All-Bran (céréale à haute teneur en fibres et extrudé de blé)(Kellogg's, Battle Creek, MI, ETATS-UNIS)	38	30	23	5	9
B1058	Fruit	Jus de tomate, en conserve	38	250	11		4
H/USDA	Fruit	Poire	38	120	18	4	4
B603/USDA	Grain	Riz, Converti blanc bouilli 20-30 min Oncle Ben's® (Masterfoods ETATS-UNIS)	38	150	36	3	14
A300/USDA	Grain	Riz, Converti, blanc, bouilli 20 à 30 min (Oncle Ben; Masterfoods ETATS-UNIS, Vernon, Californie)	38	150	36	3	14
G/USDA	En-cas/ Spéciale	Tranches de pomme avec le beurre d'arachide	38	120	23	5	9
H/USDA	Légume	Carottes, moyenne	39	80	5	2	2
H/USDA	Haricots	Haricots de marine, moyens, bouillis	39	150	39	16	14
B668	Cookies	LU Petit Dejeuner Lait et Céréales (LU France and Belgium) (2006)	39	50	34		13
B1370	Pâtes	Spaghetti, blanc, bouilli 20 min. (France)	39	180	46		18
A745/Paquet	Sud-américaine	Tortilla de maïs, servi avec pinto pinto en purée frite et sauce tomate (mexicaine)	39	100	23	6	9
USDA/#	Fruit	Abricot	40	120	13	2	5
G/USDA	Légume	Agropyre	40	30	16	8	6
G/USDA	Légume	Ail	40	28	8	1	3
USDA/#	Fruit	Ananas	40	120	16	2	3
G/USDA	Légume	Artichaut	40	120	13	6	5
G/USDA	Légume	Asperge	40	120	5	3	2
G/USDA	Légume	Aubergine	40	120	7	4	3

INCICE GLYCÉMIQUE (IG)

Réf #	Catégorie	Nourriture	IG	Portion g.	Glucide g.	Fibres g.	CG
G/USDA	Légume	Bette à carde suisse	40	120	4	2	2
USDA/#	Fruit	Biosenberries	40	120	14	6	0
B612	Pâtes	Blé dur, précuit dans une poche, réchauffé au micro-ondes, Ebly Express (Ebly, France)	40	125	39		16
A307c	Grain	Blé précuit dans une poche réchauffée au micro-ondes (Ebly Express; Ebly, France)	40	125	39	N/D	16
G/USDA	Légume	Bok Choy	40	120	7	1	3
G/USDA	Légume	Brocoli	40	120	8	3	3
USDA/#	Fruit	Canneberges	40	120	14	6	6
USDA/#	Fruit	Cantaloup	40	120	10	1	4
G/USDA	Légume	Céleri	40	120	4	2	2
G/USDA	En-cas/ Spéciale	Céleri au beurre de noix de cajou	40	80	10	2	2
G/USDA	En-cas/ Spéciale	Céleri avec Hummus	40	80	7	3	0.4
B460	Céréales/ Spécial	Céréales d'avoine chaude, 30 g préparées avec 125 ml de lait écrémé (Royaume-Uni)	40	155	23		9
USDA/#	Fruit	Cerises, rouge	40	120	14	2	6
G/USDA	Légume	Champignons	40	120	4	1	2
JL/USDA	En-cas/ Spéciale	Chocolado Parfait avec une cerise (Chocolado Parfait with a Cherry) (De recette dans Are You Sweet Enough Already?) (Anglais)	40	113	12	6	5
G/USDA	Légume	Chou	40	120	7	3	3
G/USDA	Légume	Chou-fleur	40	120	6	2	2
G/USDA	Légume	Chourave	40	120	7	4	3
G/USDA	Légume	Concombre	40	120	4	1	2

INCICE GLYCÉMIQUE (IG)

Réf #	Catégorie	Nourriture	IG	Portion g.	Glucide g.	Fibres g.	CG
G/USDA	En-cas	Cornichon à l'aneth	40	28	0.6	0.3	0
USDA/#	Fruit	Corossol	40	120	20	4	2
G/USDA	Légume	Cou	40	120	11	2	4
G/USDA	Légume	Courgette	40	120	4	1	2
G/USDA	Légume	Cresson	40	120	2	1	1
G/USDA	Légume	Feuilles de raisin	40	60	10	7	4
H/USDA	Haricots	Fèves au lard, fèves marines	40	150	15	9	6
USDA/#	Fruit	Figues	40	28	8	1	3
G/USDA/#	Fruit	Fraises	40	120	3	2	1
USDA/#	Fruit	Fruit de la passion	40	120	28	12	5
G/USDA	Légume	Gombos [Okra]	40	120	8	4	3
USDA/#	Fruit	Goyave	40	120	17	6	7
USDA/#	Fruit	Grenade	40	120	23	9	2
USDA/#	Fruit	Honeydew	40	120	11	1	4
G/USDA	Légume	Jicama	40	120	11	6	4
A389/USDA	Boisson	Jus de pomme, non sucré (ETATS-UNIS)	40	250	29	1	12
USDA/#	Fruit	Kaki	40	120	41	4	4
USDA/#	Fruit	Kiwi	40	120	18	4	6
USDA	Boisson	Lait de coco, non sucré	40	240	0	0	0
USDA/#	Fruit	Les hanches de rose	40	28	11	7	4
USDA/#	Fruit	Litchi	40	120	20	2	4
USDA/#	Fruit	Mandarine (Mandarine)	40	120	16	2	7
USDA/#	Fruit	Mandarine (Tangerine)	40	120	16	2	7
USDA/#	Fruit	Mangue	40	120	18	2	7

INCICE GLYCÉMIQUE (IG)

Réf #	Catégorie	Nourriture	IG	Portion g.	Glucide g.	Fibres g.	CG
USDA/#	Fruit	Mûres [Mulberries]	40	120	12	2	5
G/USDA	Légume	Oignon	40	120	11	2	4
USDA/#	Légume	Olives	40	120	7	4	3
USDA/#	Fruit	Papaye	40	120	13	2	5
USDA/#	Fruit	Plantain	40	120	38	3	10
G/USDA	Légume	Poireau	40	120	17	2	7
G/USDA	Légume	Poivron	40	120	11	2	4
A388/USDA	Fruit	Pommes, premières, N.-É. (ETATS-UNIS)	40	120	16	3	6
B465	Céréales/ Spécial	Poridge, avoine géante, (Sainsbury's, Royaume-Uni) consommée avec du lait demi-écrémé	40	250	22		9
USDA/#	Haricots	Poudre de cacao, non sucrée	40	5	3	1	1
USDA/#	Haricots	Poudre de caroube, non sucrée	40	6	5	2	2
USDA/#	Fruit	Prune	40	120	13	2	5
G/USDA	Légume	Racine de curcuma	40	28	18	6	7
G/USDA	Légume	Racine de gingembre	40	28	5	1	2
G/USDA	Légume	Radiccio	40	120	5	1	2
G/USDA	Légume	Radis	40	30	1	1	0
USDA/#	Fruit	Rhubarbe	40	120	5	2	2
G/USDA	Légume	Roquette	40	120	4	2	2
G/USDA	Légume	Tomate	40	120	5	1	2
G/USDA	Légume	Tomatillo	40	120	7	2	3
G/USDA	Légume	Vert haricots	40	120	8	4	3
G/USDA	Légume	Verts à collier	40	120	6	5	2
G/USDA	Légume	Verts de betterave	40	120	12	3	5

INCICE GLYCÉMIQUE (IG)

Réf #	Catégorie	Nourriture	IG	Portion g.	Glucide g.	Fibres g.	CG
G/USDA	Légume	Verts de moutarde	40	120	7	9	3
G/USDA	Légume	Verts de pissenlit	40	120	11	4	4
H/USDA	Boisson	Jus de pomme, non sucré	41	250mL	29	1	12
B670	Cookies	LU Petit Dejeuner with Fruits and Figs (LU France, LU Belgium)	41	50	35		14
A346	Cookies	Thé (LU, France)	41	20	16		6
B711	Cookies	Thé (LU, France)	41	25	19		8
A397/USDA	Fruit	Banane, légèrement sous mûre, jaune avec des sections vertes (ETATS-UNIS)	42	120	25	3	11
G/USDA	Fruit	Banane, légèrement sous-mûre, jaune avec sections vertes	42	120	25	3	11
H/USDA	En-cas	Croustilles de maïs	42	50	26	2	11
H/USDA	Fruit	Dates	42	60	43	5	18
B1171/USDA	Grain	Farine de noix de coco	42	55	9	5	4
B652	Cookies	LU P'tit Déjeuner Chocolat (LU, France)	42	50	34		14
A111	Pain/ Spéciale	Pain blanc contenant de l'amidon de maïs amylase élevé Eurylon	42	30	19		8
B221	Pain/ Spéciale	Pain blanc contenant de l'amidon de maïs eurylon® haute amylose (France)	42	30	19		8
H/USDA	Fruit	Pêche, moyenne	42	120	12	2	5
H/USDA	Pâtes	Spaghetti, grains entiers, bouilli	42	180	40	3	17
B71/USDA	Boisson	V8® jus 100% Légume (Campbell's Soup Company ETATS-UNIS)	43	250	9	0	4
H/USDA	Fruit	Poire, en conserve dans le jus de poire	44	120	11	4	5

INCICE GLYCÉMIQUE (IG)

Réf #	Catégorie	Nourriture	IG	Portion g.	Glucide g.	Fibres g.	CG
A329a	Cookies	LU P'tit Déjeuner Miel et Pépites	45	50	35		16
B662	Cookies	LU Petit Dejeuner Fruits et muesli (LU France) (2002)	45	50	36		16
B653	Cookies	LU P'tit Déjeuner Miel et Pépites Chocolat (LU, France)	45	50	35		16
H/USDA	Fruit	Orange, brut, moyen	45	120	11	3	5
A340	Cookies	Prince Petit Déjeuner Vanille (LU, France and Spain)	45	50	36		16
B697	Cookies	Prince Petit Déjeuner Vanille (LU, France et Espagne)	45	50	36		16
A274	Grain	Riz, blanc bouilli, type NS Type NS, consommé seul (France)	45	150	30		14
B535/USDA	Grain	Riz, Brown et Wild Uncle Ben's® Medley de grains entiers prêts™ (poche) (Effem Foods ETATS-UNIS)	45	150	39	3	18
B657	Cookies	LU Petit Dejeuner Chocolat & Céréales (LU France) (2003)	46	50	35		16
B666	Cookies	LU Petit Dejeuner Croustilles de miel et de chocolat (LU France) (2006)	46	50	35		16
B669	Cookies	LU Petit Dejeuner MultiCéréales (LU France, LU Belgium)	46	50	35		16
H	Poisson, Viande, Volaille	Pépites de poulet, congelées, réchauffées au micro-ondes 5 min.	46	100	15		7
B536/USDA	Grain	Riz, brun aromatisé au poulet Oncle Ben's® Ready Whole Grain (pouch) (Effem Foods ETATS-UNIS)	46	150	39	3	18
A536	Pâtes	Spaghetti, blanc, semoule de blé dur bouillie dans 0,7% d'eau salée pendant 22 min. (Panzani, Marseille, France)	46	180	48		22

INCICE GLYCÉMIQUE (IG)

Réf #	Catégorie	Nourriture	IG	Portion g.	Glucide g.	Fibres g.	CG
B1377	Pâtes	Spaghetti, blanc, semoule de blé dur bouillie dans 0,7% d'eau salée pendant 22 min. (Panzani, Marseille, France)	46	180	48		22
H/USDA	Grain	Boulgour, moyen, cuit	47	150	26	7	12
B665	Cookies	LU Petit Dejeuner Croustilles de miel et de chocolat (LU France) (2003)	47	50	35		17
B664	Cookies	LU Petit Dejeuner Fruits et muesli (LU France) (2004)	47	50	36		17
B662-B664	Cookies	LU Petit Dejeuner Fruits et muesli, Moyenne de trois études pour (LU France)	47	50	36		17
H/USDA	Fruit	Banane, moyenne	48	120	23	3	11
A397/USDA	Fruit	Banane, trop mûre, jaune mouchetée de brun (ETATS-UNIS)	48	120	25	3	12
H/USDA	Grain	Maïs doux sur l'épi	48	60	33	2	14
B1546/USDA	Soupe	Minestrone condense préparé avec de l'eau (Campbell's Soup Company Camden NJ ETATS-UNIS)	48	250	38	1	18
A415/USDA	Fruit	Oranges, crues (Sunkist, Van Nuys, CA, Etats-Unis)	48	120	11	3	5
A336	Cookies	Petit LU Roussillon (LU, France)	48	25	18		9
B686	Cookies	Petit LU Roussillon (LU, France)	48	25	18		9
B547/USDA	Grain	Riz, Récolte de légumes Oncle Ben's®Medley de grains entiers prêts™ (pouch) (Effem Foods ETATS-UNIS)	48	150	36	3	17
B545/USDA	Grain	Riz, Santa Fe Oncle Ben® Prêt Medley de grains entiers™ (poche) (Effem Foods ETATS-UNIS)	48	150	37	3	18
A329c	Cookies	Chocolat (LU, France) LU P'tit Déjeuner Miel et Pépites	49	50	35		18

INCICE GLYCÉMIQUE (IG)

Réf #	Catégorie	Nourriture	IG	Portion g.	Glucide g.	Fibres g.	CG
A329d	Cookies	LU P'tit Déjeuner Miel et Pépites Moyenne de trois études pour (LU, France)	49	50	35		17
B663	Cookies	LU Petit Dejeuner Fruits et muesli (LU France) (2003)	49	50	36		17
B654	Cookies	LU P'tit Déjeuner Miel et Pépites Chocolat (LU, France)	49	50	35		18
B653-B655	Cookies	LU P'tit Déjeuner Miel et Pépites Chocolat, Moyenne de trois études pour (LU, France)	49	50	35		17
B540/USDA	Grain	Riz, Long Grain et oncle sauvage Ben's® Riz prêt (poche) (Effem Foods ETATS-UNIS)	49	150	42	3	21
B611	Pâtes	Blé dur, précuit, cuit 10 min (Ebly, France)	50	50g/dry	33		17
B636	Cookies	Digestifs, Grany en-cas Fruits des bois (LU, France)	50	30	14		7
A324	Cookies	Grany en-cas Fruits des bois (LU, France)	50	30	14		17
H/USDA	Boisson	Jus d'orange, non sucré	50	250	24	1	12
H/USDA	Pâtes	Macaroni, moyenne	50	180	48	3	24
A338b	Cookies	Prince fourré chocolat (LU, France)	50				
B691	Cookies	Prince fourré chocolat (LU, France)	50	45	30		15
H/USDA	Grain	Riz brun, cuit à la vapeur	50	150	30	3	16
A298/USDA	Grain	Riz, Brun, cuit à la vapeur (ETATS-UNIS)	50	150	33	3	16
A300/USDA	Grain	Riz, Converti, blanc, grain long, bouilli 20 à 30 min (Oncle Ben's; Masterfoods ETATS-UNIS)	50	150	36	3	18
A397/USDA	Fruit	Banane, crue, mûre, toute jaune (ETATS-UNIS)	51	120	25	3	13

INCICE GLYCÉMIQUE (IG)

Réf #	Catégorie	Nourriture	IG	Portion g.	Glucide g.	Fibres g.	CG
B671	Cookies	LU Petit Dejeuner avec Prunes (LU, France)	51	50	34		17
B661	Cookies	LU Petit Dejeuner Coconut, Noix et le chocolat (LU France) (2006)	51	50	34		17
B656	Cookies	LU Petit Dejeuner, Chocolat, faible en sucre (LU France)	51	50	36		18
A335	Cookies	Petit LU Normand (LU, France)	51	25	19		10
B685	Cookies	Petit LU Normand (LU, France)	51	25	19		10
B696	Cookies	Prince Petit Déj Céréales et Chocolat (LU, France)	51	50	35		18
B544	Grain	Riz, Oncle aromatisé au poulet roti Ben's® Ready (poche) (Effem Foods ETATS-UNIS)	51	150	42	3	21
A348	Cookies	Véritable Petit Beurre (LU, France)	51	25	18		9
B712	Cookies	Véritable Petit Beurre (LU, France)	51	25	19		10
A307a	Pâtes	Blé dur, précuit, cuit 20 min (Ebly, Chateaudun, France)	52	50g/dry	37		19
A329b	Cookies	Chocolat (LU, France) LU P'tit Déjeuner Miel et Pépites	52	50	35		18
A307	Grain	Grains de Durham précuits au blé cuits 20 min. (Ebly, Chateaudun, France)	52	50/dry	37		19
B655	Cookies	LU P'tit Déjeuner Miel et Pépites Chocolat (LU, France)	52	50	35		18
H/USDA	Légume	Panais	52	80	14	4	7
H/USDA	Fruit	Pêche, en conserve dans du sirop léger	52	120	17	2	9
G/USDA	Fruit	Pêches, Delmonte® en conserve dans du sirop léger (produit au Canada)	52	120	13	2	9
A338c	Cookies	Prince fourré chocolat, Moyenne de 2 études pour (LU, France)	52	45	30		16

INCICE GLYCÉMIQUE (IG)

Réf #	Catégorie	Nourriture	IG	Portion g.	Glucide g.	Fibres g.	CG
B695	Cookies	Prince Petit Déj Céréales (LU, France)	52	50	34		18
B1555/USDA	Soupe	Soupe de tomates condensée préparé avec de l'eau (Campbell's Soup Company Camden NJ ETATS-UNIS)	52	250	28	2	15
A744/USDA	Sud-américaine	Tortilla de maïs (mexicaine)	52	50	24	1	12
A338a	Cookies	Prince fourré chocolat (LU, France)	53				
B692	Cookies	Prince fourré chocolat (LU, France)	53	45	30		16
B693	Cookies	Prince gout chocolat (LU, France)	53	45	32		17
H	Grain	Quinoa	53	150	25		13
H/USDA	Légume	Pois verts, moyenne	54	80	8	4	4
H/USDA	Légume	Pomme de terre, ignames, moyenne	54	150	42	6	20
B713	Cookies	Véritable Petit Beurre (LU, France) (2002)	54	25	19		10
B714	Cookies	Véritable Petit Beurre (LU, France) (2006)	54	25	19		10
B299/USDA	Céréale	All-Bran®, moyenne	55	30	21	5	12
A198	Grain	Alpen Muesli (Wheetabix, France)	55	30	19		10
H/USDA	Céréale	Farine d'avoine, moyenne	55	250	24	4	13
A585	Sucres	Glucose, 30 g avec 150 g de bœuf grillé, 30 g de fromage et 10 g de beurre (repas total contenant 50 g de glucides) (France)	55	N/D	N/D	N/D	N/D
A323	Cookies	Grany en-cas Abricot (LU, France)	55	30	16		9
B635	Cookies	Grany en-cas Abricot (LU, France)	55	30	16		9

INCICE GLYCÉMIQUE (IG)

Réf #	Catégorie	Nourriture	IG	Portion g.	Glucide g.	Fibres g.	CG
B667	Cookies	LU Petit Dejeuner Lait et Céréales (LU France and Belgium) (2004)	55	50	34		19
B660	Cookies	LU Petit Dejeuner noix de coco, Noix et le chocolat (LU France) (2005)	55	50	34		19
Paquet	Sucres	Mélasse Balckstrap	55	15	13	0	7
H/USDA	En-cas	Popcorn, micro-ondes, nature, moyenne	55	20	11	3	6
H/USDA	En-cas	Croustilles de pommes de terre, moyenne	56	50	21	2	12
A585	Sucres	Glucose 30 g, avec 150 g de bœuf grillé, 30 g de fromage et 10 g de beurre Moyenne de 2 groupes de sujets (repas total contenant 50 g de glucides) (France)	56	250	35		20
H/USDA	Pain/ Spéciale	Pain, Pumpernickel	56	30	21	2	7
B1655	Légume/ Spéciale	Pomme de terre, rouge, coupée en cubes, bouillie dans de l'eau salée 12 min, entreposée toute la nuit au réfrigérateur, consommée froide (Canada)	56	120	21	3	12
B102	Pain/ Spéciale	Baguette Français traditionnelle (préparée avec du blé)	57	30	18		10
A585	Sucres	Glucose, 30 g avec 150 g de bœuf grillé, 30 g de fromage et 10 g de beurre avec sulfonylureas (repas total contenant 50 g de glucides) (France)	57	N/D	N/D	N/D	N/D
A416/USDA	Boisson	Jus d'orange, reconstitué à partir de concentré congelé (ETATS-UNIS)	57	250	26	1	15
A332	Cookies	Nutrigrain Fruits des bois (Kellogg's, France)	57	35	23		13

INCICE GLYCÉMIQUE (IG)

Réf #	Catégorie	Nourriture	IG	Portion g.	Glucide g.	Fibres g.	CG
B675	Cookies	Nutrigrain Fruits des bois (Kellogg's, France)	57	35	23		13
A342	Cookies	Sablé des Flandres (LU, France)	57	20	15		8
B701	Cookies	Sablé des Flandres (LU, France)	57	20	15		8
A536	Pâtes	Spaghetti, Moyenne de 3 temps de cuisson pour Spaghetti, blanc, semoule de blé dur (Panzani, Marseille, France)	57	180	48		26
B1375-B1377	Pâtes	Spaghetti, Moyenne de trois temps de cuisson pour Spaghetti, blanc, semoule de blé dur (Panzani, Marseille, France)	57	180	48		27
B658	Cookies	LU Petit Dejeuner Chocolat & Céréales (LU France) (2006)	58	50	35		20
A534/USDA	Pâtes	Spaghetti, blanc, blé dur, bouilli 20 min (ETATS-UNIS)	58	180	43	3	27
H/USDA	Pâtes	Spaghetti, blanc, bouilli 20 min.	58	180	45	3	26
H/USDA	Fruit	Raisins, Noir	59	120	20	1	11
A536	Pâtes	Spaghetti, blanc, semoule de blé dur bouillie dans 0,7% d'eau salée pendant 11 min. (Panzani, Marseille, France)	59	180	48		28
B1375	Pâtes	Spaghetti, blanc, semoule de blé dur bouillie dans 0,7% d'eau salée pendant 11 min. (Panzani, Marseille, France)	59	180	48		28
B504/USDA	Grain	Maïs doux	60	150	33	4	20
A265/USDA	Grain	Maïs doux (ETATS-UNIS)	60	150	33	2	20
B1619/USDA	Grain	Maïs sucré, bouilli	60	80	18	2	11
A220/USDA	Céréale	Raisin Bran (Kellogg's, ETATS-UNIS)	61	30	19	3	12

INCICE GLYCÉMIQUE (IG)

Réf #	Catégorie	Nourriture	IG	Portion g.	Glucide g.	Fibres g.	CG
B414/USDA	Céréale	Raisin Bran™	61	30	19	3	12
A59	Pain	Baguette de Français avec le beurre et la confiture de fraise	62	70	41		26
B105	Pain	Baguette de Français avec le beurre et la confiture de fraise	62	70	41		26
H	Laiterie	Crème glacée, régulière, moyenne	62	50	12	0	8
A60	Pain	Pain au lait (Pasquier, France)	63	60	32		20
B106	Pain	Pain au lait (Pasquier, France)	63	60	32		20
H/USDA	Grain	Riz, blanc, cuisson rapide Basmati	63	150	41	1	26
H	En-cas	Chips de seigle, moyenne	64	25	17	N/D	11
H/USDA	Pâtes	Macaroni et fromage (Kraft®)	64	180	36	3	23
B193	Pain/ Spéciale	Pain de farine de blé blanc, congelé, décongelé et grillé, (British Bakeries Ltd., Royaume-Uni)	64	30	12		8
B1658/USDA	Légume	Pommes de terre, Français frites (Frites d'or Orelda)	64	150	32	6	21
H/USDA	Fruit	Raisins secs	64	60	47	2	28
H	En-cas	Sablé	64	25	16		10
A536	Pâtes	Spaghetti, blanc, semoule de blé dur bouillie dans 0,7% d'eau salée pendant 16,5 min. (Panzani, Marseille, France)	65	180	48		31
B1376	Pâtes	Spaghetti, blanc, semoule de blé dur bouillie dans 0,7% d'eau salée pendant 16,5 min. (Panzani, Marseille, France)	65	180	48		31
H/USDA	Pain	Pain Pita, blanc	68	30	17	1	10
A228	Céréale	Spécial K (Kellogg's, ETATS-UNIS)	69	30	21	0.3	14

INCICE GLYCÉMIQUE (IG)

Réf #	Catégorie	Nourriture	IG	Portion g.	Glucide g.	Fibres g.	CG
B423	Céréale	Spécial K™	69	30	21	0.3	14
B316	Céréale	Chocapic™, blé à base de flocons Céréale (2003) (Nestlé, France)	70	30	25		17
A101/USDA	Pain	Farine de blé blanc pain (Etats-Unis)	70	30	14	1	10
H/USDA	Légume	Pomme de terre, sucrée, moyenne	70	150	31	5	22
A313	Cookies	Barquette Abricot (LU, Ris, Orangis, France)	71	40	32		23
B616	Cookies	COOKIES, Barquette Abricot (LU, Ris, Orangis, France)	71	40	32		23
H/USDA	Pain	Pain, blé entier, moyenne	71	30	13	2	9
A58	Pain	Baguette Français à la tartinade au chocolat (France)	72	70	37		27
B104	Pain	Baguette Français à la tartinade au chocolat (France)	72	70	37		27
H/USDA	Fruit	Pastèque	72	120	10	1	7
H/USDA	Grain	Riz, Blanc, bouilli, type non-Spécifié	72	150	40	1	29
A300/USDA	Grain	Riz, Étuvé (ETATS-UNIS)	72	150	36	3	26
B197/Paquet	Pain/ Spéciale	Merveille® Pain, moyenne	73	30	14	2	10
A116/USDA	Pain	Pain de farine de blé entier (blé entier), farine de farine entière (États-Unis)	73	30	14	1	10
A337	Cookies	Prince Energie+ (LU, France)	73	25	17		13
B690	Cookies	Prince Energie+ (LU, France)	73	25	17		13
H/USDA	Pain	Rouleau Kaiser	73	30	16	1	12
H/USDA	En-cas	Biscuits Graham	74	25	17	1	13

INCICE GLYCÉMIQUE (IG)

Réf #	Catégorie	Nourriture	IG	Portion g.	Glucide g.	Fibres g.	CG
B317	Céréale	Chocapic™, à base de blé écaillé Céréale (2003) (Nestlé, France)	74	30	26		19
A608	Légume	Pommes de terre purée de Instant (France)	74	N/D	N/D	N/D	N/D
A182/USDA	Céréale	GrapeNuts (Kraft Foods Inc, Port Chester, NY, ETATS-UNIS)	75	30	22	3	16
B339/USDA	Céréale	noix de raisin®	75	30	22	3	16
B191	Pain/ Spéciale	Pain de farine de blé blanc, congelé et décongelé, (British Bakeries Ltd., Royaume-Uni	75	30	12		9
H/USDA	Pain	Pain de farine de blé blanc, moyenne	75	30	15	1	11
B316-B318	Céréale	Chocapic™, à base de blé écaillé Céréale Moyenne de trois études pour (2003) (Nestlé, France)	76	30	26		20
B684	Cookies	Petit brun extra (LU, France)	77	25	20		15
A746/USDA	Sud-américaine	Tortilla de maïs, frite, avec purée de pommes de terre, tomate fraîche et laitue (mexicaine)	78	100	15	1	11
H/USDA	Céréale	Avoine, instantanée, moyenne, un paquet (41g)	79	41	27	4	21
A175	Grain	Energy Mix (Quaker, France)	80	30	24		19
B328	Céréale	Energy Mix™, blé à base de flocons Céréale (Quaker, France)	80	30	25		20
H/USDA	En-cas	Pizza, pâte nature cuite, servie avec fromage parmesan et sauce tomate avec fromage parmesan et sauce tomate	80	100	28	1	22
H/USDA	Céréale	Cornflakes®, moyenne	81	30	25	1	20
B731/USDA	En-cas	Gâteaux de riz soufflé s'est adasmé au caramel (ETATS-UNIS)	82	25	22	1	18

INCICE GLYCÉMIQUE (IG)

Réf #	Catégorie	Nourriture	IG	Portion g.	Glucide g.	Fibres g.	CG
H/USDA	En-cas	Gâteaux de riz, moyenne	82	25	21	1	17
H/USDA	Légume	Pomme de terre, blanche, bouillie, moyenne	82	150	27	3	21
H/USDA	En-cas	Bretzels, cuits au four	83	30	19	1	16
A609c	Légume	Pommes de terre en purée Type NS (France)	83	N/D	N/D	N/D	N/D
B1671	Légume/ Spéciale	Pommes de terre en purée Type NS (France)	83	150	20		17
A164	Céréale	Breakfast Céréale: Chocapic (Nestlé, France)	84	30	25		21
B318	Céréale	Chocapic™, à base de blé écaillé Céréale (2003) (Nestlé, France)	84	30	26		22
A229	Grain	Special K (Kellogg's, France)	84	30	24		20
B424	Céréale	Spécial K™, à base de riz (Kellogg's, France)	84	30	23		20
B243	Pain	Farine complète (France)	85	30	15		13
H/USDA	Légume	Pomme de terre, purée instantanée, moyenne	87	150	20	1	17
B1650/USDA	Légume/ Spéciale	Pommes de terre rouges, bouillies avec la peau dans l'eau salée pendant 12 min (Canada)	89	120	21	3	19
A168/USDA	Céréale	Cornflakes (Kellogg's, ETATS-UNIS)	92	30	26	1	24
A57	Pain	Baguette, blanc, plaine (France)	95	30	15		15
B1665	Légume	Pommes de terre en purée instantanée (Idahoan Foods Lewisville ID ETATS-UNIS)	97	150	20		19
B1631/USDA	Légume	Pomme de terre, rousse cuite au four	111	150	30	3	33

INCICE GLYCÉMIQUE (IG)

FIBRES

Réf #	Catégorie	Nourriture	IG	Portion g.	Glucide g.	Fibres g.	CG
A307c	Grain	Blé précuit dans une poche réchauffée au micro-ondes (Ebly Express; Ebly, France)	40	125	39	N/D	16
H	En-cas	Chips de seigle, moyenne	64	25	17	N/D	11
A585	Sucres	Glucose, 30 g avec 150 g de bœuf grillé, 30 g de fromage et 10 g de beurre (repas total contenant 50 g de glucides) (France)	55	N/D	N/D	N/D	N/D
A585	Sucres	Glucose, 30 g avec 150 g de bœuf grillé, 30 g de fromage et 10 g de beurre avec sulfonylureas (repas total contenant 50 g de glucides) (France)	57	N/D	N/D	N/D	N/D
A609c	Légume	Pommes de terre en purée Type NS (France)	83	N/D	N/D	N/D	N/D
A608	Légume	Pommes de terre purée de Instant (France)	74	N/D	N/D	N/D	N/D
H/USDA	Haricots	Fèves au lard, fèves marines	40	150	15	9	6
USDA/#	Fruit	Grenade	40	120	23	9	2
H/USDA	Haricots	Haricots de rein, bouillis	34	150	26	9	9
H/USDA	Haricots	Soja, boiled	15	150	7	9	1
G/USDA	Légume	Verts de moutarde	40	120	7	9	3
G/USDA	Légume	Agropyre	40	30	16	8	6
G/USDA	Fruit	Avocat	0	120	11	8	0
G/USDA	Fruit	Framboises	0	120	15	8	3
A748/Paquet	Sud-américaine	Haricots Pinto, bouillis dans de l'eau salée (mexique)	14	150	25	8	4
H/USDA	Grain	Boulgour, moyen, cuit	47	150	26	7	12
G/USDA	Légume	Feuilles de raisin	40	60	10	7	4

FIBRES

Réf #	Catégorie	Nourriture	IG	Portion g.	Glucide g.	Fibres g.	CG
USDA/#	Fruit	Les hanches de rose	40	28	11	7	4
G/USDA	Noix	Amandes	0	50	11	6	0
G/USDA	Légume	Artichaut	40	120	13	6	5
USDA/#	Fruit	Biosenberries	40	120	14	6	0
USDA/#	Fruit	Canneberges	40	120	14	6	6
JL/USDA	En-cas/ Spéciale	Chocolado Parfait avec une cerise (Chocolado Parfait with a Cherry) (De recette dans Are You Sweet Enough Already?) (Anglais)	40	113	12	6	5
G/USDA	Grain	Farine de farine d'amande	0	50	11	6	0
USDA/#	Fruit	Goyave	40	120	17	6	7
G/USDA	Légume	Jicama	40	120	11	6	4
H/USDA	Légume	Pomme de terre, ignames, moyenne	54	150	42	6	20
B1658/USDA	Légume	Pommes de terre, Français frites (Frites d'or Orelda)	64	150	32	6	21
G/USDA	Légume	Racine de curcuma	40	28	18	6	7
A750/Paquet	Sud-américaine	Tortilla de blé servie avec haricots pinto frits et sauce tomate (mexicaine)	28	100	18	6	5
A745/Paquet	Sud-américaine	Tortilla de maïs, servi avec pinto pinto en purée frite et sauce tomate (mexicaine)	39	100	23	6	9
A151/USDA	Céréale	All-Bran (céréale à haute teneur en fibres et extrudé de blé)(Kellogg's, Battle Creek, MI, ETATS-UNIS)	38	30	23	5	9
B299/USDA	Céréale	All-Bran®, moyenne	55	30	21	5	12
H/USDA	Fruit	Dates	42	60	43	5	18
B1171/USDA	Grain	Farine de noix de coco	42	55	9	5	4

FIBRES

Réf #	Catégorie	Nourriture	IG	Portion g.	Glucide g.	Fibres g.	CG
G/USDA	Grain	Farine de pois chiches	10	30	18	5	2
G/USDA	Noix	Noisettes	0	50	8	5	0
G/USDA	Noix	Pacanes	0	50	7	5	0
H/USDA	Légume	Pomme de terre, sucrée, moyenne	70	150	31	5	22
A749/USDA	Sud-américaine	Tortilla de blé (mexicaine)	30	50	26	5	8
G/USDA	En-cas/Spéciale	Tranches de pomme avec le beurre d'arachide	38	120	23	5	9
G/USDA	Légume	Verts à collier	40	120	6	5	2
H/USDA	Noix	Arachides	7	50	8	4	1
G/USDA	Légume	Aubergine	40	120	7	4	3
H/USDA	Céréale	Avoine, instantanée, moyenne, un paquet (41g)	79	41	27	4	21
G/USDA	Légume	Chourave	40	120	7	4	3
USDA/#	Fruit	Corossol	40	120	20	4	2
H/USDA	Céréale	Farine d'avoine, moyenne	55	250	24	4	13
G/USDA	Légume	Gombos [Okra]	40	120	8	4	3
USDA/#	Fruit	Kaki	40	120	41	4	4
USDA/#	Fruit	Kiwi	40	120	18	4	6
G/USDA	Noix	Macadamia	0	50	7	4	0
B504/USDA	Grain	Maïs doux	60	150	33	4	20
USDA/#	Fruit	Mûres [Blackberries]	0	120	12	4	0
G/USDA	Noix	Noix	0	50	7	4	0
USDA/#	Légume	Olives	40	120	7	4	3
H/USDA	Légume	Panais	52	80	14	4	7
H/USDA	Fruit	Poire	38	120	18	4	4

FIBRES

Réf #	Catégorie	Nourriture	IG	Portion g.	Glucide g.	Fibres g.	CG
H/USDA	Fruit	Poire, en conserve dans le jus de poire	44	120	11	4	5
H/USDA	Légume	Pois verts, moyenne	54	80	8	4	4
H/USDA	Fruit	Pruneaux, dénoyautés	29	60	33	4	10
G/USDA	Légume	Vert haricots	40	120	8	4	3
G/USDA	Légume	Verts de pissenlit	40	120	11	4	4
G/USDA	Légume	Asperge	40	120	5	3	2
A397/USDA	Fruit	Banane, crue, mûre, toute jaune (ETATS-UNIS)	51	120	25	3	13
A397/USDA	Fruit	Banane, légèrement sous mûre, jaune avec des sections vertes (ETATS-UNIS)	42	120	25	3	11
G/USDA	Fruit	Banane, légèrement sous-mûre, jaune avec sections vertes	42	120	25	3	11
H/USDA	Fruit	Banane, moyenne	48	120	23	3	11
A397/USDA	Fruit	Banane, trop mûre, jaune mouchetée de brun (ETATS-UNIS)	48	120	25	3	12
G/USDA	Fruit	Bleuets	29	120	17	3	5
G/USDA	Légume	Brocoli	40	120	8	3	3
G/USDA	En-cas/ Spéciale	Céleri avec Hummus	40	80	7	3	0.4
G/USDA	Légume	Chou	40	120	7	3	3
G/USDA	Légume	Épinard	0	150	4	3	0
A182/USDA	Céréale	GrapeNuts (Kraft Foods Inc, Port Chester, NY, ETATS-UNIS)	75	30	22	3	16
H/USDA	Pâtes	Macaroni et fromage (Kraft®)	64	180	36	3	23
H/USDA	Pâtes	Macaroni, moyenne	50	180	48	3	24
B339/USDA	Céréale	noix de raisin®	75	30	22	3	16

FIBRES

Réf #	Catégorie	Nourriture	IG	Portion g.	Glucide g.	Fibres g.	CG
A747/USDA	Légume	Nopal (cactus de prickly de poire)	7	100	6	3	0
H/USDA	Fruit	Orange, brut, moyen	45	120	11	3	5
A415/USDA	Fruit	Oranges, crues (Sunkist, Van Nuys, CA, Etats-Unis)	48	120	11	3	5
USDA/#	Fruit	Plantain	40	120	38	3	10
H/USDA	Légume	Pomme de terre, blanche, bouillie, moyenne	82	150	27	3	21
B1655	Légume/Spéciale	Pomme de terre, rouge, coupée en cubes, bouillie dans de l'eau salée 12 min, entreposée toute la nuit au réfrigérateur, consommée froide (Canada)	56	120	21	3	12
B1631/USDA	Légume	Pomme de terre, rousse cuite au four	111	150	30	3	33
B1650/USDA	Légume/Spéciale	Pommes de terre rouges, bouillies avec la peau dans l'eau salée pendant 12 min (Canada)	89	120	21	3	19
A388/USDA	Fruit	Pommes, premières, N.-É. (ETATS-UNIS)	40	120	16	3	6
H/USDA	En-cas	Popcorn, micro-ondes, nature, moyenne	55	20	11	3	6
A220/USDA	Céréale	Raisin Bran (Kellogg's, ETATS-UNIS)	61	30	19	3	12
B414/USDA	Céréale	Raisin Bran™	61	30	19	3	12
H/USDA	Grain	Riz brun, cuit à la vapeur	50	150	30	3	16
B535/USDA	Grain	Riz, Brown et Wild Uncle Ben's® Medley de grains entiers prêts™ (poche) (Effem Foods ETATS-UNIS)	45	150	39	3	18
B536/USDA	Grain	Riz, brun aromatisé au poulet Oncle Ben's® Ready Whole Grain	46	150	39	3	18

FIBRES

Réf #	Catégorie	Nourriture	IG	Portion g.	Glucide g.	Fibres g.	CG
		(pouch) (Effem Foods ETATS-UNIS)					
A298/USDA	Grain	Riz, Brun, cuit à la vapeur (ETATS-UNIS)	50	150	33	3	16
B603/USDA	Grain	Riz, Converti blanc bouilli 20-30 min Oncle Ben's® (Masterfoods ETATS-UNIS)	38	150	36	3	14
A300/USDA	Grain	Riz, Converti, blanc, bouilli 20 à 30 min (Oncle Ben; Masterfoods ETATS-UNIS, Vernon, Californie)	38	150	36	3	14
A300/USDA	Grain	Riz, Converti, blanc, grain long, bouilli 20 à 30 min (Oncle Ben's; Masterfoods ETATS-UNIS)	50	150	36	3	18
A300/USDA	Grain	Riz, Étuvé (ETATS-UNIS)	72	150	36	3	26
B540/USDA	Grain	Riz, Long Grain et oncle sauvage Ben's® Riz prêt (poche) (Effem Foods ETATS-UNIS)	49	150	42	3	21
B544	Grain	Riz, Oncle aromatisé au poulet roti Ben's® Ready (poche) (Effem Foods ETATS-UNIS)	51	150	42	3	21
B547/USDA	Grain	Riz, Récolte de légumes Oncle Ben's®Medley de grains entiers prêts™ (pouch) (Effem Foods ETATS-UNIS)	48	150	36	3	17
B545/USDA	Grain	Riz, Santa Fe Oncle Ben® Prêt Medley de grains entiers™ (poche) (Effem Foods ETATS-UNIS)	48	150	37	3	18
A534/USDA	Pâtes	Spaghetti, blanc, blé dur, bouilli 20 min (ETATS-UNIS)	58	180	43	3	27
H/USDA	Pâtes	Spaghetti, blanc, bouilli 20 min.	58	180	45	3	26
H/USDA	Pâtes	Spaghetti, grains entiers, bouilli	42	180	40	3	17
A537/USDA	Pâtes	Spaghetti, repas entier, repas complet bouilli (ETATS-UNIS)	32	180	44	3	14

FIBRES

Réf #	Catégorie	Nourriture	IG	Portion g.	Glucide g.	Fibres g.	CG
G/USDA	Légume	Verts de betterave	40	120	12	3	5
USDA/#	Fruit	Abricot	40	120	13	2	5
USDA/#	Fruit	Ananas	40	120	16	2	3
G/USDA	Légume	Bette à carde suisse	40	120	4	2	2
H/USDA	Noix	Cajou	22	50	14	2	3
H/USDA	Légume	Carottes, moyenne	39	80	5	2	2
G/USDA	Légume	Céleri	40	120	4	2	2
G/USDA	En-cas/ Spéciale	Céleri au beurre de noix de cajou	40	80	10	2	2
USDA/#	Fruit	Cerises, rouge	40	120	14	2	6
G/USDA	Légume	Chou-fleur	40	120	6	2	2
G/USDA	Légume	Cou	40	120	11	2	4
H/USDA	En-cas	Croustilles de maïs	42	50	26	2	11
H/USDA	En-cas	Croustilles de pommes de terre, moyenne	56	50	21	2	12
G/USDA/#	Fruit	Fraises	40	120	3	2	1
H/USDA	En-cas	Hummus (trempette de salade de pois chiches), préparé commercialement	6	30	4	2	0
G/USDA	Légume	Laitue à feuilles vertes	0	150	4	2	0
USDA/#	Fruit	Litchi	40	120	20	2	4
A265/USDA	Grain	Maïs doux (ETATS-UNIS)	60	150	33	2	20
H/USDA	Grain	Maïs doux sur l'épi	48	60	33	2	14
B1619/USDA	Grain	Maïs sucré, bouilli	60	80	18	2	11
USDA/#	Fruit	Mandarine (Mandarine)	40	120	16	2	7

FIBRES

Réf #	Catégorie	Nourriture	IG	Portion g.	Glucide g.	Fibres g.	CG
USDA/#	Fruit	Mandarine (Tangerine)	40	120	16	2	7
USDA/#	Fruit	Mangue	40	120	18	2	7
B197/Paquet	Pain/ Spéciale	Merveille® Pain, moyenne	73	30	14	2	10
USDA/#	Fruit	Mûres [Mulberries]	40	120	12	2	5
G/USDA	Légume	Oignon	40	120	11	2	4
H/USDA	Pain	Pain, blé entier, moyenne	71	30	13	2	9
H/USDA	Pain/ Spéciale	Pain, Pumpernickel	56	30	21	2	7
H/USDA	Fruit	Pamplemousse	25	120	8	2	3
USDA/#	Fruit	Papaye	40	120	13	2	5
H/USDA	Fruit	Pêche, en conserve dans du sirop léger	52	120	17	2	9
H/USDA	Fruit	Pêche, moyenne	42	120	12	2	5
G/USDA	Fruit	Pêches, Delmonte® en conserve dans du sirop léger (produit au Canada)	52	120	13	2	9
H/USDA	En-cas	Pizza, Super Suprême (Pizza Hut®)	36	100	25	2	9
G/USDA	Légume	Poireau	40	120	17	2	7
G/USDA	Légume	Poivron	40	120	11	2	4
USDA/#	Haricots	Poudre de caroube, non sucrée	40	6	5	2	2
USDA/#	Fruit	Prune	40	120	13	2	5
H/USDA	Fruit	Raisins secs	64	60	47	2	28
USDA/#	Fruit	Rhubarbe	40	120	5	2	2
G/USDA	Légume	Roquette	40	120	4	2	2
B1555/USDA	Soupe	Soupe de tomates condensée préparé avec de l'eau (Campbell's	52	250	28	2	15

FIBRES

Réf #	Catégorie	Nourriture	IG	Portion g.	Glucide g.	Fibres g.	CG
		Soup Company Camden NJ ETATS-UNIS)					
G/USDA	Légume	Tomatillo	40	120	7	2	3
H/USDA	Haricots	Haricots de marine, moyens, bouillis	39	150	39	16	14
H/USDA	Haricots	Chipkpeas, bouilli	10	150	30	12	3
USDA/#	Fruit	Fruit de la passion	40	120	28	12	5
H/USDA	Haricots	Haricots noirs, bouillis	30	150	23	12	7
H/USDA	Haricots	Lentilles, cuites	29	150	17	12	5
A462	Haricots	Lentilles, type NS (ETATS-UNIS)	28	150	17	12	5
G/USDA	Cookies/ Spéciale	Biscuits Ranger (De recette dans Are You Sweet Enough Already?) (Anglais)	35	80	9	10	3
G/USDA	Légume	Ail	40	28	8	1	3
H/USDA	En-cas	Biscuits Graham	74	25	17	1	13
G/USDA	Légume	Bok Choy	40	120	7	1	3
H/USDA	En-cas	Bretzels, cuits au four	83	30	19	1	16
USDA/#	Fruit	Cantaloup	40	120	10	1	4
G/USDA	Légume	Champignons	40	120	4	1	2
G/USDA	Légume	Concombre	40	120	4	1	2
A168/USDA	Céréale	Cornflakes (Kellogg's, ETATS-UNIS)	92	30	26	1	24
H/USDA	Céréale	Cornflakes®, moyenne	81	30	25	1	20
G/USDA	Légume	Courgette	40	120	4	1	2
USDA	Céréale	Crème de blé		250	28	1	
G/USDA	Légume	Cresson	40	120	2	1	1
A101/USDA	Pain	Farine de blé blanc pain (Etats-Unis)	70	30	14	1	10

FIBRES

Réf #	Catégorie	Nourriture	IG	Portion g.	Glucide g.	Fibres g.	CG
USDA/#	Fruit	Figues	40	28	8	1	3
B731/USDA	En-cas	Gâteaux de riz soufflé s'est adasmé au caramel (ETATS-UNIS)	82	25	22	1	18
H/USDA	En-cas	Gâteaux de riz, moyenne	82	25	21	1	17
USDA	Céréale	Grits	N/D	250	32	1	
USDA/#	Fruit	Honeydew	40	120	11	1	4
H/USDA	Boisson	Jus de pomme, non sucré	41	250mL	29	1	12
A389/USDA	Boisson	Jus de pomme, non sucré (ETATS-UNIS)	40	250	29	1	12
H/USDA	Boisson	Jus d'orange, non sucré	50	250	24	1	12
A416/USDA	Boisson	Jus d'orange, reconstitué à partir de concentré congelé (ETATS-UNIS)	57	250	26	1	15
G/USDA	Boisson	Lait d'amande, non sucré	0	226	1	1	0
B1546/USDA	Soupe	Minestrone condense préparé avec de l'eau (Campbell's Soup Company Camden NJ ETATS-UNIS)	48	250	38	1	18
H/USDA	Pain	Pain de farine de blé blanc, moyenne	75	30	15	1	11
A116/USDA	Pain	Pain de farine de blé entier (blé entier), farine de farine entière (États-Unis)	73	30	14	1	10
H/USDA	Pain	Pain Pita, blanc	68	30	17	1	10
H/USDA	Fruit	Pastèque	72	120	10	1	7
H/USDA	En-cas	Pizza, pâte nature cuite, servie avec fromage parmesan et sauce tomate avec fromage parmesan et sauce tomate	80	100	28	1	22
H/USDA	Légume	Pomme de terre, purée instantanée, moyenne	87	150	20	1	17

FIBRES

Réf #	Catégorie	Nourriture	IG	Portion g.	Glucide g.	Fibres g.	CG
USDA/#	Haricots	Poudre de cacao, non sucrée	40	5	3	1	1
G/USDA	Légume	Racine de gingembre	40	28	5	1	2
G/USDA	Légume	Radiccio	40	120	5	1	2
G/USDA	Légume	Radis	40	30	1	1	0
H/USDA	Fruit	Raisins, Noir	59	120	20	1	11
H/USDA	Grain	Riz, Blanc, bouilli, type non-Spécifié	72	150	40	1	29
H/USDA	Grain	Riz, blanc, cuisson rapide Basmati	63	150	41	1	26
H/USDA	Pain	Rouleau Kaiser	73	30	16	1	12
G/USDA	Légume	Tomate	40	120	5	1	2
A744/USDA	Sud-américaine	Tortilla de maïs (mexicaine)	52	50	24	1	12
A746/USDA	Sud-américaine	Tortilla de maïs, frite, avec purée de pommes de terre, tomate fraîche et laitue (mexicaine)	78	100	15	1	11
G/USDA	En-cas	Cornichon à l'aneth	40	28	0.6	0.3	0
A228	Céréale	Spécial K (Kellogg's, ETATS-UNIS)	69	30	21	0.3	14
B423	Céréale	Spécial K™	69	30	21	0.3	14
USDA	Boisson	Café ou thé, noir, non sucré	0		0	0	0
H	Laiterie	Crème glacée, régulière, moyenne	62	50	12	0	8
USDA	Boisson	Eau	0		0	0	0
USDA	Boisson	Eau seltzer, extrait de cuisson aromatisé, stévia sucrée	0		0	0	0
Paquet	Sucres	Extrait de stévia	0		0	0	0
G/USDA	Laiterie	Fromage cottage crémeux	30	226	4	0	1
USDA	Boisson	Lait de coco, non sucré	40	240	0	0	0
B816	Laiterie	Lait écrémé (Etats-Unis)	32	250	11	0	4

FIBRES

Réf #	Catégorie	Nourriture	IG	Portion g.	Glucide g.	Fibres g.	CG
H	Laiterie	Lait, écrémé, moyen	31	250	11	0	4
Paquet	Sucres	Mélasse Balckstrap	55	15	13	0	7
G/USDA	En-cas	Oeuf dur	0		1	0	0
G/USDA	En-cas	Sardines, poissons En-cass, en conserve	0	95	0	0	0
Paquet	Sucres	Sucre de coco de palme	35	4	4	0	1
G/USDA	Poisson, Viande, Volaille	Toutes les viandes nature, poissons, volailles de crustacés, y compris le gibier sauvage ou les viandes	0		0	0	0
B71/USDA	Boisson	V8® jus 100% Légume (Campbell's Soup Company ETATS-UNIS)	43	250	9	0	4
Paquet	Sucres	Xylitol (1 paquet)	7	2.04	2	0	0
A198	Grain	Alpen Muesli (Wheetabix, France)	55	30	19		10
A59	Pain	Baguette de Français avec le beurre et la confiture de fraise	62	70	41		26
B105	Pain	Baguette de Français avec le beurre et la confiture de fraise	62	70	41		26
A58	Pain	Baguette Français à la tartinade au chocolat (France)	72	70	37		27
B104	Pain	Baguette Français à la tartinade au chocolat (France)	72	70	37		27
B102	Pain/ Spéciale	Baguette Français traditionnelle (préparée avec du blé)	57	30	18		10
A57	Pain	Baguette, blanc, plaine (France)	95	30	15		15
A313	Cookies	Barquette Abricot (LU, Ris, Orangis, France	71	40	32		23
B612	Pâtes	Blé dur, précuit dans une poche, réchauffé au micro-ondes, Ebly Express (Ebly, France)	40	125	39		16

FIBRES

Réf #	Catégorie	Nourriture	IG	Portion g.	Glucide g.	Fibres g.	CG
B611	Pâtes	Blé dur, précuit, cuit 10 min (Ebly, France)	50	50g/dry	33		17
A307a	Pâtes	Blé dur, précuit, cuit 20 min (Ebly, Chateaudun, France)	52	50g/dry	37		19
A164	Céréale	Breakfast Céréale: Chocapic (Nestlé, France)	84	30	25		21
B460	Céréales/ Spécial	Céréales d'avoine chaude, 30 g préparées avec 125 ml de lait écrémé (Royaume-Uni)	40	155	23		9
B317	Céréale	Chocapic™, à base de blé écaillé Céréale (2003) (Nestlé, France)	74	30	26		19
B318	Céréale	Chocapic™, à base de blé écaillé Céréale (2003) (Nestlé, France)	84	30	26		22
B316-B318	Céréale	Chocapic™, à base de blé écaillé Céréale Moyenne de trois études pour (2003) (Nestlé, France)	76	30	26		20
B316	Céréale	Chocapic™, blé à base de flocons Céréale (2003) (Nestlé, France)	70	30	25		17
A329b	Cookies	Chocolat (LU, France) LU P'tit Déjeuner Miel et Pépites	52	50	35		18
A329c	Cookies	Chocolat (LU, France) LU P'tit Déjeuner Miel et Pépites	49	50	35		18
B616	Cookies	COOKIES, Barquette Abricot (LU, Ris, Orangis, France)	71	40	32		23
B636	Cookies	Digestifs, Grany en-cas Fruits des bois (LU, France)	50	30	14		7
A175	Grain	Energy Mix (Quaker, France)	80	30	24		19
B328	Céréale	Energy Mix™, blé à base de flocons Céréale (Quaker, France)	80	30	25		20
B243	Pain	Farine complète (France)	85	30	15		13
A585	Sucres	Glucose 30 g, avec 150 g de bœuf grillé, 30 g de fromage et 10 g de beurre Moyenne de 2 groupes de	56	250	35		20

FIBRES

Réf #	Catégorie	Nourriture	IG	Portion g.	Glucide g.	Fibres g.	CG
		sujets (repas total contenant 50 g de glucides) (France)					
A307	Grain	Grains de Durham précuits au blé cuits 20 min. (Ebly, Chateaudun, France)	52	50/dry	37		19
A323	Cookies	Grany en-cas Abricot (LU, France)	55	30	16		9
B635	Cookies	Grany en-cas Abricot (LU, France)	55	30	16		9
A324	Cookies	Grany en-cas Fruits des bois (LU, France)	50	30	14		17
A457	Haricots	Haricots rouges, séchés, bouillis (France)	23	150	25		6
B1058	Fruit	Jus de tomate, en conserve	38	250	11		4
A463	Haricots	Lentilles, vertes, séchées, bouillies (France)	30	150	18		6
A329a	Cookies	LU P'tit Déjeuner Miel et Pépites	45	50	35		16
A329d	Cookies	LU P'tit Déjeuner Miel et Pépites Moyenne de trois études pour (LU, France)	49	50	35		17
B671	Cookies	LU Petit Dejeuner avec Prunes (LU, France)	51	50	34		17
B659	Cookies	LU Petit Dejeuner Céréales & Pépites de chocolat, faible en sucre (LU France, LU Belgique, LU République tchèque)	37	50	35		13
B657	Cookies	LU Petit Dejeuner Chocolat & Céréales (LU France) (2003)	46	50	35		16
B658	Cookies	LU Petit Dejeuner Chocolat & Céréales (LU France) (2006)	58	50	35		20
B661	Cookies	LU Petit Dejeuner Coconut, Noix et le chocolat (LU France) (2006)	51	50	34		17
B665	Cookies	LU Petit Dejeuner Croustilles de miel et de chocolat (LU France) (2003)	47	50	35		17

FIBRES

Réf #	Catégorie	Nourriture	IG	Portion g.	Glucide g.	Fibres g.	CG
B666	Cookies	LU Petit Dejeuner Croustilles de miel et de chocolat (LU France) (2006)	46	50	35		16
B662	Cookies	LU Petit Dejeuner Fruits et muesli (LU France) (2002)	45	50	36		16
B663	Cookies	LU Petit Dejeuner Fruits et muesli (LU France) (2003)	49	50	36		17
B664	Cookies	LU Petit Dejeuner Fruits et muesli (LU France) (2004)	47	50	36		17
B662-B664	Cookies	LU Petit Dejeuner Fruits et muesli, Moyenne de trois études pour (LU France)	47	50	36		17
B667	Cookies	LU Petit Dejeuner Lait et Céréales (LU France and Belgium) (2004)	55	50	34		19
B668	Cookies	LU Petit Dejeuner Lait et Céréales (LU France and Belgium) (2006)	39	50	34		13
B669	Cookies	LU Petit Dejeuner MultiCéréales (LU France, LU Belgium)	46	50	35		16
B660	Cookies	LU Petit Dejeuner noix de coco, Noix et le chocolat (LU France) (2005)	55	50	34		19
B670	Cookies	LU Petit Dejeuner with Fruits and Figs (LU France, LU Belgium)	41	50	35		14
B656	Cookies	LU Petit Dejeuner, Chocolat, faible en sucre (LU France)	51	50	36		18
B652	Cookies	LU P'tit Déjeuner Chocolat (LU, France)	42	50	34		14
B653	Cookies	LU P'tit Déjeuner Miel et Pépites Chocolat (LU, France)	45	50	35		16
B654	Cookies	LU P'tit Déjeuner Miel et Pépites Chocolat (LU, France)	49	50	35		18
B655	Cookies	LU P'tit Déjeuner Miel et Pépites Chocolat (LU, France)	52	50	35		18

FIBRES

Réf #	Catégorie	Nourriture	IG	Portion g.	Glucide g.	Fibres g.	CG
B653-B655	Cookies	LU P'tit Déjeuner Miel et Pépites Chocolat, Moyenne de trois études pour (LU, France)	49	50	35		17
A332	Cookies	Nutrigrain Fruits des bois (Kellogg's, France)	57	35	23		13
B675	Cookies	Nutrigrain Fruits des bois (Kellogg's, France)	57	35	23		13
H	Grain	Orge perlée, moyenne	25	150	46		11
A60	Pain	Pain au lait (Pasquier, France)	63	60	32		20
B106	Pain	Pain au lait (Pasquier, France)	63	60	32		20
B1270	Pain/ Spéciale	Pain blanc 30 g grillé, servi avec 36 g de fromage cheddar (Royaume-Uni)	35	66	15		5
A111	Pain/ Spéciale	Pain blanc contenant de l'amidon de maïs amylase élevé Eurylon	42	30	19		8
B221	Pain/ Spéciale	Pain blanc contenant de l'amidon de maïs eurylon® haute amylose (France)	42	30	19		8
B191	Pain/ Spéciale	Pain de farine de blé blanc, congelé et décongelé, (British Bakeries Ltd., Royaume-Uni	75	30	12		9
B193	Pain/ Spéciale	Pain de farine de blé blanc, congelé, décongelé et grillé, (British Bakeries Ltd., Royaume-Uni)	64	30	12		8
H	Poisson, Viande, Volaille	Pépites de poulet, congelées, réchauffées au micro-ondes 5 min.	46	100	15		7
B684	Cookies	Petit brun extra (LU, France)	77	25	20		15
A335	Cookies	Petit LU Normand (LU, France)	51	25	19		10
B685	Cookies	Petit LU Normand (LU, France)	51	25	19		10
A336	Cookies	Petit LU Roussillon (LU, France)	48	25	18		9

FIBRES

Réf #	Catégorie	Nourriture	IG	Portion g.	Glucide g.	Fibres g.	CG
B686	Cookies	Petit LU Roussillon (LU, France)	48	25	18		9
B1665	Légume	Pommes de terre en purée instantanée (Idahoan Foods Lewisville ID ETATS-UNIS)	97	150	20		19
B1671	Légume/ Spéciale	Pommes de terre en purée Type NS (France)	83	150	20		17
B1654	Légume/ Spéciale	Pommes de terre, Type NS, bouilli dans de l'eau salée, réfrigéré, réchauffé (Inde)	23	150	9		8
B465	Céréales/ Spécial	Poridge, avoine géante, (Sainsbury's, Royaume-Uni) consommée avec du lait demi-écrémé	40	250	22		9
A337	Cookies	Prince Energie+ (LU, France)	73	25	17		13
B690	Cookies	Prince Energie+ (LU, France)	73	25	17		13
A338a	Cookies	Prince fourré chocolat (LU, France)	53				
A338b	Cookies	Prince fourré chocolat (LU, France)	50				
B691	Cookies	Prince fourré chocolat (LU, France)	50	45	30		15
B692	Cookies	Prince fourré chocolat (LU, France)	53	45	30		16
A338c	Cookies	Prince fourré chocolat, Moyenne de 2 études pour (LU, France)	52	45	30		16
B693	Cookies	Prince gout chocolat (LU, France)	53	45	32		17
B695	Cookies	Prince Petit Déj Céréales (LU, France)	52	50	34		18
B696	Cookies	Prince Petit Déj Céréales et Chocolat (LU, France)	51	50	35		18
A340	Cookies	Prince Petit Déjeuner Vanille (LU, France and Spain)	45	50	36		16

FIBRES

Réf #	Catégorie	Nourriture	IG	Portion g.	Glucide g.	Fibres g.	CG
B697	Cookies	Prince Petit Déjeuner Vanille (LU, France et Espagne)	45	50	36		16
H	Grain	Quinoa	53	150	25		13
A494	Grain	Riz à la coque, bœuf grillé, fromage et beurre (France)	27	440	50		14
A494	Grain	Riz à la coque, bœuf grillé, fromage et beurre (France)	22	440	50		11
A494	Grain	Riz bouilli blanc, le beefburger grillé, le fromage et le beurre Moyenne de 2 groupes de sujets pour (France)	25	440	50		13
A274	Grain	Riz, blanc bouilli, type NS Type NS, consommé seul (France)	45	150	30		14
H	En-cas	Sablé	64	25	16		10
A342	Cookies	Sablé des Flandres (LU, France)	57	20	15		8
B701	Cookies	Sablé des Flandres (LU, France)	57	20	15		8
B1370	Pâtes	Spaghetti, blanc, bouilli 20 min. (France)	39	180	46		18
A536	Pâtes	Spaghetti, blanc, semoule de blé dur bouillie dans 0,7% d'eau salée pendant 11 min. (Panzani, Marseille, France)	59	180	48		28
A536	Pâtes	Spaghetti, blanc, semoule de blé dur bouillie dans 0,7% d'eau salée pendant 16,5 min. (Panzani, Marseille, France)	65	180	48		31
A536	Pâtes	Spaghetti, blanc, semoule de blé dur bouillie dans 0,7% d'eau salée pendant 22 min. (Panzani, Marseille, France)	46	180	48		22
B1375	Pâtes	Spaghetti, blanc, semoule de blé dur bouillie dans 0,7% d'eau salée pendant 11 min. (Panzani, Marseille, France)	59	180	48		28

FIBRES

Réf #	Catégorie	Nourriture	IG	Portion g.	Glucide g.	Fibres g.	CG
B1376	Pâtes	Spaghetti, blanc, semoule de blé dur bouillie dans 0,7% d'eau salée pendant 16,5 min. (Panzani, Marseille, France)	65	180	48		31
B1377	Pâtes	Spaghetti, blanc, semoule de blé dur bouillie dans 0,7% d'eau salée pendant 22 min. (Panzani, Marseille, France)	46	180	48		22
A536	Pâtes	Spaghetti, Moyenne de 3 temps de cuisson pour Spaghetti, blanc, semoule de blé dur (Panzani, Marseille, France)	57	180	48		26
B1375-B1377	Pâtes	Spaghetti, Moyenne de trois temps de cuisson pour Spaghetti, blanc, semoule de blé dur (Panzani, Marseille, France)	57	180	48		27
A229	Grain	Special K (Kellogg's, France)	84	30	24		20
B424	Céréale	Spécial K™, à base de riz (Kellogg's, France)	84	30	23		20
Paquet	Sucres	Stévia	0	1	<1		0
A346	Cookies	Thé (LU, France)	41	20	16		6
B711	Cookies	Thé (LU, France)	41	25	19		8
A348	Cookies	Véritable Petit Beurre (LU, France)	51	25	18		9
B712	Cookies	Véritable Petit Beurre (LU, France)	51	25	19		10
B713	Cookies	Véritable Petit Beurre (LU, France) (2002)	54	25	19		10
B714	Cookies	Véritable Petit Beurre (LU, France) (2006)	54	25	19		10

CHARGE GLYCÉMIQUE (CG)

CHARGE GLYCÉMIQUE (CG)

Réf #	Catégorie	Nourriture	IG	Portion g.	Glucide g.	Fibres g.	CG
G/USDA	Noix	Amandes	0	50	11	6	0
G/USDA	Fruit	Avocat	0	120	11	8	0
USDA/#	Fruit	Biosenberries	40	120	14	6	0
USDA	Boisson	Café ou thé, noir, non sucré	0		0	0	0
G/USDA	En-cas	Cornichon à l'aneth	40	28	0.6	0.3	0
USDA	Boisson	Eau	0		0	0	0
USDA	Boisson	Eau seltzer, extrait de cuisson aromatisé, stévia sucrée	0		0	0	0
G/USDA	Légume	Épinard	0	150	4	3	0
Paquet	Sucres	Extrait de stévia	0		0	0	0
G/USDA	Grain	Farine de farine d'amande	0	50	11	6	0
H/USDA	En-cas	Hummus (trempette de salade de pois chiches), préparé commercialement	6	30	4	2	0
G/USDA	Boisson	Lait d'amande, non sucré	0	226	1	1	0
USDA	Boisson	Lait de coco, non sucré	40	240	0	0	0
G/USDA	Légume	Laitue à feuilles vertes	0	150	4	2	0
G/USDA	Noix	Macadamia	0	50	7	4	0
USDA/#	Fruit	Mûres [Blackberries]	0	120	12	4	0
G/USDA	Noix	Noisettes	0	50	8	5	0
G/USDA	Noix	Noix	0	50	7	4	0
A747/USDA	Légume	Nopal (cactus de prickly de poire)	7	100	6	3	0
G/USDA	En-cas	Oeuf dur	0		1	0	0
G/USDA	Noix	Pacanes	0	50	7	5	0

CHARGE GLYCÉMIQUE (CG)

Réf #	Catégorie	Nourriture	IG	Portion g.	Glucide g.	Fibres g.	CG
G/USDA	Légume	Radis	40	30	1	1	0
G/USDA	En-cas	Sardines, poissons En-cass, en conserve	0	95	0	0	0
Paquet	Sucres	Stévia	0	1	<1		0
G/USDA	Poisson, Viande, Volaille	Toutes les viandes nature, poissons, volailles de crustacés, y compris le gibier sauvage ou les viandes	0		0	0	0
Paquet	Sucres	Xylitol (1 paquet)	7	2.04	2	0	0
G/USDA	En-cas/ Spéciale	Céleri avec Hummus	40	80	7	3	0.4
H/USDA	Noix	Arachides	7	50	8	4	1
G/USDA	Légume	Cresson	40	120	2	1	1
G/USDA/#	Fruit	Fraises	40	120	3	2	1
G/USDA	Laiterie	Fromage cottage crémeux	30	226	4	0	1
USDA/#	Haricots	Poudre de cacao, non sucrée	40	5	3	1	1
H/USDA	Haricots	Soja, boiled	15	150	7	9	1
Paquet	Sucres	Sucre de coco de palme	35	4	4	0	1
G/USDA	Légume	Asperge	40	120	5	3	2
G/USDA	Légume	Bette à carde suisse	40	120	4	2	2
H/USDA	Légume	Carottes, moyenne	39	80	5	2	2
G/USDA	Légume	Céleri	40	120	4	2	2
G/USDA	En-cas/ Spéciale	Céleri au beurre de noix de cajou	40	80	10	2	2
G/USDA	Légume	Champignons	40	120	4	1	2
G/USDA	Légume	Chou-fleur	40	120	6	2	2
G/USDA	Légume	Concombre	40	120	4	1	2

CHARGE GLYCÉMIQUE (CG)

Réf #	Catégorie	Nourriture	IG	Portion g.	Glucide g.	Fibres g.	CG
USDA/#	Fruit	Corossol	40	120	20	4	2
G/USDA	Légume	Courgette	40	120	4	1	2
G/USDA	Grain	Farine de pois chiches	10	30	18	5	2
USDA/#	Fruit	Grenade	40	120	23	9	2
USDA/#	Haricots	Poudre de caroube, non sucrée	40	6	5	2	2
G/USDA	Légume	Racine de gingembre	40	28	5	1	2
G/USDA	Légume	Radiccio	40	120	5	1	2
USDA/#	Fruit	Rhubarbe	40	120	5	2	2
G/USDA	Légume	Roquette	40	120	4	2	2
G/USDA	Légume	Tomate	40	120	5	1	2
G/USDA	Légume	Verts à collier	40	120	6	5	2
G/USDA	Légume	Ail	40	28	8	1	3
USDA/#	Fruit	Ananas	40	120	16	2	3
G/USDA	Légume	Aubergine	40	120	7	4	3
G/USDA	Cookies/ Spéciale	Biscuits Ranger (De recette dans Are You Sweet Enough Already?) (Anglais)	35	80	9	10	3
G/USDA	Légume	Bok Choy	40	120	7	1	3
G/USDA	Légume	Brocoli	40	120	8	3	3
H/USDA	Noix	Cajou	22	50	14	2	3
H/USDA	Haricots	Chipkpeas, bouilli	10	150	30	12	3
G/USDA	Légume	Chou	40	120	7	3	3
G/USDA	Légume	Chourave	40	120	7	4	3
USDA/#	Fruit	Figues	40	28	8	1	3
G/USDA	Fruit	Framboises	0	120	15	8	3
G/USDA	Légume	Gombos [Okra]	40	120	8	4	3

CHARGE GLYCÉMIQUE (CG)

Réf #	Catégorie	Nourriture	IG	Portion g.	Glucide g.	Fibres g.	CG
USDA/#	Légume	Olives	40	120	7	4	3
H/USDA	Fruit	Pamplemousse	25	120	8	2	3
G/USDA	Légume	Tomatillo	40	120	7	2	3
G/USDA	Légume	Vert haricots	40	120	8	4	3
G/USDA	Légume	Verts de moutarde	40	120	7	9	3
USDA/#	Fruit	Cantaloup	40	120	10	1	4
G/USDA	Légume	Cou	40	120	11	2	4
B1171/USDA	Grain	Farine de noix de coco	42	55	9	5	4
G/USDA	Légume	Feuilles de raisin	40	60	10	7	4
A748/Paquet	Sud-américaine	Haricots Pinto, bouillis dans de l'eau salée (mexique)	14	150	25	8	4
USDA/#	Fruit	Honeydew	40	120	11	1	4
G/USDA	Légume	Jicama	40	120	11	6	4
B1058	Fruit	Jus de tomate, en conserve	38	250	11		4
USDA/#	Fruit	Kaki	40	120	41	4	4
B816	Laiterie	Lait écrémé (Etats-Unis)	32	250	11	0	4
H	Laiterie	Lait, écrémé, moyen	31	250	11	0	4
USDA/#	Fruit	Les hanches de rose	40	28	11	7	4
USDA/#	Fruit	Litchi	40	120	20	2	4
G/USDA	Légume	Oignon	40	120	11	2	4
H/USDA	Fruit	Poire	38	120	18	4	4
H/USDA	Légume	Pois verts, moyenne	54	80	8	4	4
G/USDA	Légume	Poivron	40	120	11	2	4
B71/USDA	Boisson	V8® jus 100% Légume (Campbell's Soup Company ETATS-UNIS)	43	250	9	0	4

CHARGE GLYCÉMIQUE (CG)

Réf #	Catégorie	Nourriture	IG	Portion g.	Glucide g.	Fibres g.	CG
G/USDA	Légume	Verts de pissenlit	40	120	11	4	4
USDA/#	Fruit	Abricot	40	120	13	2	5
G/USDA	Légume	Artichaut	40	120	13	6	5
G/USDA	Fruit	Bleuets	29	120	17	3	5
JL/USDA	En-cas/ Spéciale	Chocolado Parfait avec une cerise (Chocolado Parfait with a Cherry) (De recette dans Are You Sweet Enough Already?) (Anglais)	40	113	12	6	5
USDA/#	Fruit	Fruit de la passion	40	120	28	12	5
H/USDA	Haricots	Lentilles, cuites	29	150	17	12	5
A462	Haricots	Lentilles, type NS (ETATS-UNIS)	28	150	17	12	5
USDA/#	Fruit	Mûres [Mulberries]	40	120	12	2	5
H/USDA	Fruit	Orange, brut, moyen	45	120	11	3	5
A415/USDA	Fruit	Oranges, crues (Sunkist, Van Nuys, CA, Etats-Unis)	48	120	11	3	5
B1270	Pain/ Spéciale	Pain blanc 30 g grillé, servi avec 36 g de fromage cheddar (Royaume-Uni)	35	66	15		5
USDA/#	Fruit	Papaye	40	120	13	2	5
H/USDA	Fruit	Pêche, moyenne	42	120	12	2	5
H/USDA	Fruit	Poire, en conserve dans le jus de poire	44	120	11	4	5
USDA/#	Fruit	Prune	40	120	13	2	5
A750/Paquet	Sud-américaine	Tortilla de blé servie avec haricots pinto frits et sauce tomate (mexicaine)	28	100	18	6	5
G/USDA	Légume	Verts de betterave	40	120	12	3	5
G/USDA	Légume	Agropyre	40	30	16	8	6
USDA/#	Fruit	Canneberges	40	120	14	6	6

CHARGE GLYCÉMIQUE (CG)

Réf #	Catégorie	Nourriture	IG	Portion g.	Glucide g.	Fibres g.	CG
USDA/#	Fruit	Cerises, rouge	40	120	14	2	6
H/USDA	Haricots	Fèves au lard, fèves marines	40	150	15	9	6
A457	Haricots	Haricots rouges, séchés, bouillis (France)	23	150	25		6
USDA/#	Fruit	Kiwi	40	120	18	4	6
A463	Haricots	Lentilles, vertes, séchées, bouillies (France)	30	150	18		6
A388/USDA	Fruit	Pommes, premières, N.-É. (ETATS-UNIS)	40	120	16	3	6
H/USDA	En-cas	Popcorn, micro-ondes, nature, moyenne	55	20	11	3	6
A346	Cookies	Thé (LU, France)	41	20	16		6
B636	Cookies	Digestifs, Grany en-cas Fruits des bois (LU, France)	50	30	14		7
USDA/#	Fruit	Goyave	40	120	17	6	7
H/USDA	Haricots	Haricots noirs, bouillis	30	150	23	12	7
USDA/#	Fruit	Mandarine (Mandarine)	40	120	16	2	7
USDA/#	Fruit	Mandarine (Tangerine)	40	120	16	2	7
USDA/#	Fruit	Mangue	40	120	18	2	7
Paquet	Sucres	Mélasse Balckstrap	55	15	13	0	7
H/USDA	Pain/ Spéciale	Pain, Pumpernickel	56	30	21	2	7
H/USDA	Légume	Panais	52	80	14	4	7
H/USDA	Fruit	Pastèque	72	120	10	1	7
H	Poisson, Viande, Volaille	Pépites de poulet, congelées, réchauffées au micro-ondes 5 min.	46	100	15		7
G/USDA	Légume	Poireau	40	120	17	2	7
G/USDA	Légume	Racine de curcuma	40	28	18	6	7

CHARGE GLYCÉMIQUE (CG)

Réf #	Catégorie	Nourriture	IG	Portion g.	Glucide g.	Fibres g.	CG
H	Laiterie	Crème glacée, régulière, moyenne	62	50	12	0	8
A111	Pain/ Spéciale	Pain blanc contenant de l'amidon de maïs amylase élevé Eurylon	42	30	19		8
B221	Pain/ Spéciale	Pain blanc contenant de l'amidon de maïs eurylon® haute amylose (France)	42	30	19		8
B193	Pain/ Spéciale	Pain de farine de blé blanc, congelé, décongelé et grillé, (British Bakeries Ltd., Royaume-Uni)	64	30	12		8
B1654	Légume/ Spéciale	Pommes de terre, Type NS, bouilli dans de l'eau salée, réfrigéré, réchauffé (Inde)	23	150	9		8
A342	Cookies	Sablé des Flandres (LU, France)	57	20	15		8
B701	Cookies	Sablé des Flandres (LU, France)	57	20	15		8
B711	Cookies	Thé (LU, France)	41	25	19		8
A749/USDA	Sud-américaine	Tortilla de blé (mexicaine)	30	50	26	5	8
A151/USDA	Céréale	All-Bran (céréale à haute teneur en fibres et extrudé de blé)(Kellogg's, Battle Creek, MI, ETATS-UNIS)	38	30	23	5	9
B460	Céréales/ Spécial	Céréales d'avoine chaude, 30 g préparées avec 125 ml de lait écrémé (Royaume-Uni)	40	155	23		9
A323	Cookies	Grany en-cas Abricot (LU, France)	55	30	16		9
B635	Cookies	Grany en-cas Abricot (LU, France)	55	30	16		9
H/USDA	Haricots	Haricots de rein, bouillis	34	150	26	9	9
B191	Pain/ Spéciale	Pain de farine de blé blanc, congelé et décongelé, (British Bakeries Ltd., Royaume-Uni	75	30	12		9
H/USDA	Pain	Pain, blé entier, moyenne	71	30	13	2	9

CHARGE GLYCÉMIQUE (CG)

Réf #	Catégorie	Nourriture	IG	Portion g.	Glucide g.	Fibres g.	CG
H/USDA	Fruit	Pêche, en conserve dans du sirop léger	52	120	17	2	9
G/USDA	Fruit	Pêches, Delmonte® en conserve dans du sirop léger (produit au Canada)	52	120	13	2	9
A336	Cookies	Petit LU Roussillon (LU, France)	48	25	18		9
B686	Cookies	Petit LU Roussillon (LU, France)	48	25	18		9
H/USDA	En-cas	Pizza, Super Suprême (Pizza Hut®)	36	100	25	2	9
B465	Céréales/ Spécial	Poridge, avoine géante, (Sainsbury's, Royaume-Uni) consommée avec du lait demi-écrémé	40	250	22		9
A745/Paquet	Sud-américaine	Tortilla de maïs, servi avec pinto pinto en purée frite et sauce tomate (mexicaine)	39	100	23	6	9
G/USDA	En-cas/ Spéciale	Tranches de pomme avec le beurre d'arachide	38	120	23	5	9
A348	Cookies	Véritable Petit Beurre (LU, France)	51	25	18		9
A198	Grain	Alpen Muesli (Wheetabix, France)	55	30	19		10
B102	Pain/ Spéciale	Baguette Français traditionnelle (préparée avec du blé)	57	30	18		10
A101/USDA	Pain	Farine de blé blanc pain (Etats-Unis)	70	30	14	1	10
B197/Paquet	Pain/ Spéciale	Merveille® Pain, moyenne	73	30	14	2	10
A116/USDA	Pain	Pain de farine de blé entier (blé entier), farine de farine entière (États-Unis)	73	30	14	1	10
H/USDA	Pain	Pain Pita, blanc	68	30	17	1	10
A335	Cookies	Petit LU Normand (LU, France)	51	25	19		10
B685	Cookies	Petit LU Normand (LU, France)	51	25	19		10

CHARGE GLYCÉMIQUE (CG)

Réf #	Catégorie	Nourriture	IG	Portion g.	Glucide g.	Fibres g.	CG
USDA/#	Fruit	Plantain	40	120	38	3	10
H/USDA	Fruit	Pruneaux, dénoyautés	29	60	33	4	10
H	En-cas	Sablé	64	25	16		10
B712	Cookies	Véritable Petit Beurre (LU, France)	51	25	19		10
B713	Cookies	Véritable Petit Beurre (LU, France) (2002)	54	25	19		10
B714	Cookies	Véritable Petit Beurre (LU, France) (2006)	54	25	19		10
A397/USDA	Fruit	Banane, légèrement sous mûre, jaune avec des sections vertes (ETATS-UNIS)	42	120	25	3	11
G/USDA	Fruit	Banane, légèrement sous-mûre, jaune avec sections vertes	42	120	25	3	11
H/USDA	Fruit	Banane, moyenne	48	120	23	3	11
H	En-cas	Chips de seigle, moyenne	64	25	17	N/D	11
H/USDA	En-cas	Croustilles de maïs	42	50	26	2	11
B1619/USDA	Grain	Maïs sucré, bouilli	60	80	18	2	11
H	Grain	Orge perlée, moyenne	25	150	46		11
H/USDA	Pain	Pain de farine de blé blanc, moyenne	75	30	15	1	11
H/USDA	Fruit	Raisins, Noir	59	120	20	1	11
A494	Grain	Riz à la coque, bœuf grillé, fromage et beurre (France)	22	440	50		11
A746/USDA	Sud-américaine	Tortilla de maïs, frite, avec purée de pommes de terre, tomate fraîche et laitue (mexicaine)	78	100	15	1	11
B299/USDA	Céréale	All-Bran®, moyenne	55	30	21	5	12

CHARGE GLYCÉMIQUE (CG)

Réf #	Catégorie	Nourriture	IG	Portion g.	Glucide g.	Fibres g.	CG
A397/USDA	Fruit	Banane, trop mûre, jaune mouchetée de brun (ETATS-UNIS)	48	120	25	3	12
H/USDA	Grain	Boulgour, moyen, cuit	47	150	26	7	12
H/USDA	En-cas	Croustilles de pommes de terre, moyenne	56	50	21	2	12
H/USDA	Boisson	Jus de pomme, non sucré	41	250mL	29	1	12
A389/USDA	Boisson	Jus de pomme, non sucré (ETATS-UNIS)	40	250	29	1	12
H/USDA	Boisson	Jus d'orange, non sucré	50	250	24	1	12
B1655	Légume/ Spéciale	Pomme de terre, rouge, coupée en cubes, bouillie dans de l'eau salée 12 min, entreposée toute la nuit au réfrigérateur, consommée froide (Canada)	56	120	21	3	12
A220/USDA	Céréale	Raisin Bran (Kellogg's, ETATS-UNIS)	61	30	19	3	12
B414/USDA	Céréale	Raisin Bran™	61	30	19	3	12
H/USDA	Pain	Rouleau Kaiser	73	30	16	1	12
A744/USDA	Sud-américaine	Tortilla de maïs (mexicaine)	52	50	24	1	12
A397/USDA	Fruit	Banane, crue, mûre, toute jaune (ETATS-UNIS)	51	120	25	3	13
H/USDA	En-cas	Biscuits Graham	74	25	17	1	13
B243	Pain	Farine complète (France)	85	30	15		13
H/USDA	Céréale	Farine d'avoine, moyenne	55	250	24	4	13
B659	Cookies	LU Petit Dejeuner Céréales & Pépites de chocolat, faible en sucre (LU France, LU Belgique, LU République tchèque)	37	50	35		13
B668	Cookies	LU Petit Dejeuner Lait et Céréales (LU France and Belgium) (2006)	39	50	34		13

CHARGE GLYCÉMIQUE (CG)

Réf #	Catégorie	Nourriture	IG	Portion g.	Glucide g.	Fibres g.	CG
A332	Cookies	Nutrigrain Fruits des bois (Kellogg's, France)	57	35	23		13
B675	Cookies	Nutrigrain Fruits des bois (Kellogg's, France)	57	35	23		13
A337	Cookies	Prince Energie+ (LU, France)	73	25	17		13
B690	Cookies	Prince Energie+ (LU, France)	73	25	17		13
H	Grain	Quinoa	53	150	25		13
A494	Grain	Riz bouilli blanc, le beefburger grillé, le fromage et le beurre Moyenne de 2 groupes de sujets pour (France)	25	440	50		13
H/USDA	Haricots	Haricots de marine, moyens, bouillis	39	150	39	16	14
B670	Cookies	LU Petit Dejeuner with Fruits and Figs (LU France, LU Belgium)	41	50	35		14
B652	Cookies	LU P'tit Déjeuner Chocolat (LU, France)	42	50	34		14
H/USDA	Grain	Maïs doux sur l'épi	48	60	33	2	14
A494	Grain	Riz à la coque, bœuf grillé, fromage et beurre (France)	27	440	50		14
A274	Grain	Riz, blanc bouilli, type NS Type NS, consommé seul (France)	45	150	30		14
B603/USDA	Grain	Riz, Converti blanc bouilli 20-30 min Oncle Ben's® (Masterfoods ETATS-UNIS)	38	150	36	3	14
A300/USDA	Grain	Riz, Converti, blanc, bouilli 20 à 30 min (Oncle Ben; Masterfoods ETATS-UNIS, Vernon, Californie)	38	150	36	3	14
A537/USDA	Pâtes	Spaghetti, repas entier, repas complet bouilli (ETATS-UNIS)	32	180	44	3	14
A228	Céréale	Spécial K (Kellogg's, ETATS-UNIS)	69	30	21	0.3	14

CHARGE GLYCÉMIQUE (CG)

Réf #	Catégorie	Nourriture	IG	Portion g.	Glucide g.	Fibres g.	CG
B423	Céréale	Spécial K™	69	30	21	0.3	14
A57	Pain	Baguette, blanc, plaine (France)	95	30	15		15
A416/USDA	Boisson	Jus d'orange, reconstitué à partir de concentré congelé (ETATS-UNIS)	57	250	26	1	15
R684	Cookies	Petit brun extra (LU, France)	77	25	20		15
B691	Cookies	Prince fourré chocolat (LU, France)	50	45	30		15
B1555/USDA	Soupe	Soupe de tomates condensée préparé avec de l'eau (Campbell's Soup Company Camden NJ ETATS-UNIS)	52	250	28	2	15
B612	Pâtes	Blé dur, précuit dans une poche, réchauffé au micro-ondes, Ebly Express (Ebly, France)	40	125	39		16
A307c	Grain	Blé précuit dans une poche réchauffée au micro-ondes (Ebly Express; Ebly, France)	40	125	39	N/D	16
H/USDA	En-cas	Bretzels, cuits au four	83	30	19	1	16
A182/USDA	Céréale	GrapeNuts (Kraft Foods Inc, Port Chester, NY, ETATS-UNIS)	75	30	22	3	16
A329a	Cookies	LU P'tit Déjeuner Miel et Pépites	45	50	35		16
B657	Cookies	LU Petit Dejeuner Chocolat & Céréales (LU France) (2003)	46	50	35		16
B666	Cookies	LU Petit Dejeuner Croustilles de miel et de chocolat (LU France) (2006)	46	50	35		16
B662	Cookies	LU Petit Dejeuner Fruits et muesli (LU France) (2002)	45	50	36		16
B669	Cookies	LU Petit Dejeuner MultiCéréales (LU France, LU Belgium)	46	50	35		16
B653	Cookies	LU P'tit Déjeuner Miel et Pépites Chocolat (LU, France)	45	50	35		16

CHARGE GLYCÉMIQUE (CG)

Réf #	Catégorie	Nourriture	IG	Portion g.	Glucide g.	Fibres g.	CG
B339/USDA	Céréale	noix de raisin®	75	30	22	3	16
B692	Cookies	Prince fourré chocolat (LU, France)	53	45	30		16
A338c	Cookies	Prince fourré chocolat, Moyenne de 2 études pour (LU, France)	52	45	30		16
A340	Cookies	Prince Petit Déjeuner Vanille (LU, France and Spain)	45	50	36		16
B697	Cookies	Prince Petit Déjeuner Vanille (LU, France et Espagne)	45	50	36		16
H/USDA	Grain	Riz brun, cuit à la vapeur	50	150	30	3	16
A298/USDA	Grain	Riz, Brun, cuit à la vapeur (ETATS-UNIS)	50	150	33	3	16
B611	Pâtes	Blé dur, précuit, cuit 10 min (Ebly, France)	50	50g/dry	33		17
B316	Céréale	Chocapic™, blé à base de flocons Céréale (2003) (Nestlé, France)	70	30	25		17
H/USDA	En-cas	Gâteaux de riz, moyenne	82	25	21	1	17
A324	Cookies	Grany en-cas Fruits des bois (LU, France)	50	30	14		17
A329d	Cookies	LU P'tit Déjeuner Miel et Pépites Moyenne de trois études pour (LU, France)	49	50	35		17
B671	Cookies	LU Petit Dejeuner avec Prunes (LU, France)	51	50	34		17
B661	Cookies	LU Petit Dejeuner Coconut, Noix et le chocolat (LU France) (2006)	51	50	34		17
B665	Cookies	LU Petit Dejeuner Croustilles de miel et de chocolat (LU France) (2003)	47	50	35		17
B663	Cookies	LU Petit Dejeuner Fruits et muesli (LU France) (2003)	49	50	36		17

CHARGE GLYCÉMIQUE (CG)

Réf #	Catégorie	Nourriture	IG	Portion g.	Glucide g.	Fibres g.	CG
B664	Cookies	LU Petit Dejeuner Fruits et muesli (LU France) (2004)	47	50	36		17
B662-B664	Cookies	LU Petit Dejeuner Fruits et muesli, Moyenne de trois études pour (LU France)	47	50	36		17
B653-B655	Cookies	LU P'tit Déjeuner Miel et Pépites Chocolat, Moyenne de trois études pour (LU, France)	49	50	35		17
H/USDA	Légume	Pomme de terre, purée instantanée, moyenne	87	150	20	1	17
B1671	Légume/ Spéciale	Pommes de terre en purée Type NS (France)	83	150	20		17
B693	Cookies	Prince gout chocolat (LU, France)	53	45	32		17
B547/USDA	Grain	Riz, Récolte de légumes Oncle Ben's®Medley de grains entiers prêts™ (pouch) (Effem Foods ETATS-UNIS)	48	150	36	3	17
H/USDA	Pâtes	Spaghetti, grains entiers, bouilli	42	180	40	3	17
A329b	Cookies	Chocolat (LU, France) LU P'tit Déjeuner Miel et Pépites	52	50	35		18
A329c	Cookies	Chocolat (LU, France) LU P'tit Déjeuner Miel et Pépites	49	50	35		18
H/USDA	Fruit	Dates	42	60	43	5	18
B731/USDA	En-cas	Gâteaux de riz soufflé s'est adasmé au caramel (ETATS-UNIS)	82	25	22	1	18
B656	Cookies	LU Petit Dejeuner, Chocolat, faible en sucre (LU France)	51	50	36		18
B654	Cookies	LU P'tit Déjeuner Miel et Pépites Chocolat (LU, France)	49	50	35		18
B655	Cookies	LU P'tit Déjeuner Miel et Pépites Chocolat (LU, France)	52	50	35		18

CHARGE GLYCÉMIQUE (CG)

Réf #	Catégorie	Nourriture	IG	Portion g.	Glucide g.	Fibres g.	CG
B1546/USDA	Soupe	Minestrone condense préparé avec de l'eau (Campbell's Soup Company Camden NJ ETATS-UNIS)	48	250	38	1	18
B695	Cookies	Prince Petit Déj Céréales (LU, France)	52	50	34		18
B696	Cookies	Prince Petit Déj Céréales et Chocolat (LU, France)	51	50	35		18
B535/USDA	Grain	Riz, Brown et Wild Uncle Ben's® Medley de grains entiers prêts™ (poche) (Effem Foods ETATS-UNIS)	45	150	39	3	18
B536/USDA	Grain	Riz, brun aromatisé au poulet Oncle Ben's® Ready Whole Grain (pouch) (Effem Foods ETATS-UNIS)	46	150	39	3	18
A300/USDA	Grain	Riz, Converti, blanc, grain long, bouilli 20 à 30 min (Oncle Ben's; Masterfoods ETATS-UNIS)	50	150	36	3	18
B545/USDA	Grain	Riz, Santa Fe Oncle Ben® Prêt Medley de grains entiers™ (poche) (Effem Foods ETATS-UNIS)	48	150	37	3	18
B1370	Pâtes	Spaghetti, blanc, bouilli 20 min. (France)	39	180	46		18
A307a	Pâtes	Blé dur, précuit, cuit 20 min (Ebly, Chateaudun, France)	52	50g/dry	37		19
B317	Céréale	Chocapic™, à base de blé écaillé Céréale (2003) (Nestlé, France)	74	30	26		19
A175	Grain	Energy Mix (Quaker, France)	80	30	24		19
A307	Grain	Grains de Durham précuits au blé cuits 20 min. (Ebly, Chateaudun, France)	52	50/dry	37		19
B667	Cookies	LU Petit Dejeuner Lait et Céréales (LU France and Belgium) (2004)	55	50	34		19

CHARGE GLYCÉMIQUE (CG)

Réf #	Catégorie	Nourriture	IG	Portion g.	Glucide g.	Fibres g.	CG
B660	Cookies	LU Petit Dejeuner noix de coco, Noix et le chocolat (LU France) (2005)	55	50	34		19
B1665	Légume	Pommes de terre en purée instantanée (Idahoan Foods Lewisville ID ETATS-UNIS)	97	150	20		19
B1650/USDA	Légume/ Spéciale	Pommes de terre rouges, bouillies avec la peau dans l'eau salée pendant 12 min (Canada)	89	120	21	3	19
B316-B318	Céréale	Chocapic™, à base de blé écaillé Céréale Moyenne de trois études pour (2003) (Nestlé, France)	76	30	26		20
H/USDA	Céréale	Cornflakes®, moyenne	81	30	25	1	20
B328	Céréale	Energy Mix™, blé à base de flocons Céréale (Quaker, France)	80	30	25		20
A585	Sucres	Glucose 30 g, avec 150 g de bœuf grillé, 30 g de fromage et 10 g de beurre Moyenne de 2 groupes de sujets (repas total contenant 50 g de glucides) (France)	56	250	35		20
B658	Cookies	LU Petit Dejeuner Chocolat & Céréales (LU France) (2006)	58	50	35		20
B504/USDA	Grain	Maïs doux	60	150	33	4	20
A265/USDA	Grain	Maïs doux (ETATS-UNIS)	60	150	33	2	20
A60	Pain	Pain au lait (Pasquier, France)	63	60	32		20
B106	Pain	Pain au lait (Pasquier, France)	63	60	32		20
H/USDA	Légume	Pomme de terre, ignames, moyenne	54	150	42	6	20
A229	Grain	Special K (Kellogg's, France)	84	30	24		20
B424	Céréale	Spécial K™, à base de riz (Kellogg's, France)	84	30	23		20

CHARGE GLYCÉMIQUE (CG)

Réf #	Catégorie	Nourriture	IG	Portion g.	Glucide g.	Fibres g.	CG
H/USDA	Céréale	Avoine, instantanée, moyenne, un paquet (41g)	79	41	27	4	21
A164	Céréale	Breakfast Céréale: Chocapic (Nestlé, France)	84	30	25		21
H/USDA	Légume	Pomme de terre, blanche, bouillie, moyenne	82	150	27	3	21
B1658/USDA	Légume	Pommes de terre, Français frites (Frites d'or Orelda)	64	150	32	6	21
B540/USDA	Grain	Riz, Long Grain et oncle sauvage Ben's® Riz prêt (poche) (Effem Foods ETATS-UNIS)	49	150	42	3	21
B544	Grain	Riz, Oncle aromatisé au poulet roti Ben's® Ready (poche) (Effem Foods ETATS-UNIS)	51	150	42	3	21
B318	Céréale	Chocapic™, à base de blé écaillé Céréale (2003) (Nestlé, France)	84	30	26		22
H/USDA	En-cas	Pizza, pâte nature cuite, servie avec fromage parmesan et sauce tomate avec fromage parmesan et sauce tomate	80	100	28	1	22
H/USDA	Légume	Pomme de terre, sucrée, moyenne	70	150	31	5	22
A536	Pâtes	Spaghetti, blanc, semoule de blé dur bouillie dans 0,7% d'eau salée pendant 22 min. (Panzani, Marseille, France)	46	180	48		22
B1377	Pâtes	Spaghetti, blanc, semoule de blé dur bouillie dans 0,7% d'eau salée pendant 22 min. (Panzani, Marseille, France)	46	180	48		22
A313	Cookies	Barquette Abricot (LU, Ris, Orangis, France	71	40	32		23
B616	Cookies	COOKIES, Barquette Abricot (LU, Ris, Orangis, France)	71	40	32		23
H/USDA	Pâtes	Macaroni et fromage (Kraft®)	64	180	36	3	23

CHARGE GLYCÉMIQUE (CG)

Réf #	Catégorie	Nourriture	IG	Portion g.	Glucide g.	Fibres g.	CG
A168/USDA	Céréale	Cornflakes (Kellogg's, ETATS-UNIS)	92	30	26	1	24
H/USDA	Pâtes	Macaroni, moyenne	50	180	48	3	24
A59	Pain	Baguette de Français avec le beurre et la confiture de fraise	62	70	41		26
B105	Pain	Baguette de Français avec le beurre et la confiture de fraise	62	70	41		26
H/USDA	Grain	Riz, blanc, cuisson rapide Basmati	63	150	41	1	26
A300/USDA	Grain	Riz, Étuvé (ETATS-UNIS)	72	150	36	3	26
H/USDA	Pâtes	Spaghetti, blanc, bouilli 20 min.	58	180	45	3	26
A536	Pâtes	Spaghetti, Moyenne de 3 temps de cuisson pour Spaghetti, blanc, semoule de blé dur (Panzani, Marseille, France)	57	180	48		26
A58	Pain	Baguette Français à la tartinade au chocolat (France)	72	70	37		27
B104	Pain	Baguette Français à la tartinade au chocolat (France)	72	70	37		27
A534/USDA	Pâtes	Spaghetti, blanc, blé dur, bouilli 20 min (ETATS-UNIS)	58	180	43	3	27
B1375-B1377	Pâtes	Spaghetti, Moyenne de trois temps de cuisson pour Spaghetti, blanc, semoule de blé dur (Panzani, Marseille, France)	57	180	48		27
H/USDA	Fruit	Raisins secs	64	60	47	2	28
A536	Pâtes	Spaghetti, blanc, semoule de blé dur bouillie dans 0,7% d'eau salée pendant 11 min. (Panzani, Marseille, France)	59	180	48		28
B1375	Pâtes	Spaghetti, blanc, semoule de blé dur bouillie dans 0,7% d'eau salée pendant 11 min. (Panzani, Marseille, France)	59	180	48		28

CHARGE GLYCÉMIQUE (CG)

Réf #	Catégorie	Nourriture	IG	Portion g.	Glucide g.	Fibres g.	CG
H/USDA	Grain	Riz, Blanc, bouilli, type non-Spécifié	72	150	40	1	29
A536	Pâtes	Spaghetti, blanc, semoule de blé dur bouillie dans 0,7% d'eau salée pendant 16,5 min. (Panzani, Marseille, France)	65	180	48		31
B1376	Pâtes	Spaghetti, blanc, semoule de blé dur bouillie dans 0,7% d'eau salée pendant 16,5 min. (Panzani, Marseille, France)	65	180	48		31
B1631/USDA	Légume	Pomme de terre, rousse cuite au four	111	150	30	3	33

CHARGE GLYCÉMIQUE (CG)

CATÉGORIES

PAR ORDRE ALPHABÉTIQUE PAR CATÉGORIE

Réf #	Catégorie	Nourriture	IG	Portion	Glucide g.	Fibres g.	CG
USDA	Boisson	Café ou thé, noir, non sucré	0		0	0	0
USDA	Boisson	Eau	0		0	0	0
USDA	Boisson	Eau seltzer, extrait de cuisson aromatisé, stévia sucrée	0		0	0	0
H/USDA	Boisson	Jus de pomme, non sucré	41	250mL	29	1	12
A389/USDA	Boisson	Jus de pomme, non sucré (ETATS-UNIS)	40	250	29	1	12
H/USDA	Boisson	Jus d'orange, non sucré	50	250	24	1	12
A416/USDA	Boisson	Jus d'orange, reconstitué à partir de concentré congelé (ETATS-UNIS)	57	250	26	1	15
G/USDA	Boisson	Lait d'amande, non sucré	0	226	1	1	0
USDA	Boisson	Lait de coco, non sucré	40	240	0	0	0
B71/USDA	Boisson	V8® jus 100% Légume (Campbell's Soup Company ETATS-UNIS)	43	250	9	0	4
A151/USDA	Céréale	All-Bran (céréale à haute teneur en fibres et extrudé de blé)(Kellogg's, Battle Creek, MI, ETATS-UNIS)	38	30	23	5	9
B299/USDA	Céréale	All-Bran®, moyenne	55	30	21	5	12
H/USDA	Céréale	Avoine, instantanée, moyenne, un paquet (41g)	79	41	27	4	21
A164	Céréale	Breakfast Céréale: Chocapic (Nestlé, France)	84	30	25		21
B317	Céréale	Chocapic™, à base de blé écaillé Céréale (2003) (Nestlé, France)	74	30	26		19
B318	Céréale	Chocapic™, à base de blé écaillé Céréale (2003) (Nestlé, France)	84	30	26		22

CATÉGORIES

Réf #	Catégorie	Nourriture	IG	Portion g.	Glucide g.	Fibres g.	CG
B316-B318	Céréale	Chocapic™, à base de blé écaillé Céréale Moyenne de trois études pour (2003) (Nestlé, France)	76	30	26		20
B316	Céréale	Chocapic™, blé à base de flocons Céréale (2003) (Nestlé, France)	70	30	25		17
A168/USDA	Céréale	Cornflakes (Kellogg's, ETATS-UNIS)	92	30	26	1	24
H/USDA	Céréale	Cornflakes®, moyenne	81	30	25	1	20
USDA	Céréale	Crème de blé		250	28	1	
B328	Céréale	Energy Mix™, blé à base de flocons Céréale (Quaker, France)	80	30	25		20
H/USDA	Céréale	Farine d'avoine, moyenne	55	250	24	4	13
A182/USDA	Céréale	GrapeNuts (Kraft Foods Inc, Port Chester, NY, ETATS-UNIS)	75	30	22	3	16
USDA	Céréale	Grits	N/D	250	32	1	
B339/USDA	Céréale	noix de raisin®	75	30	22	3	16
A220/USDA	Céréale	Raisin Bran (Kellogg's, ETATS-UNIS)	61	30	19	3	12
B414/USDA	Céréale	Raisin Bran™	61	30	19	3	12
A228	Céréale	Spécial K (Kellogg's, ETATS-UNIS)	69	30	21	0.3	14
B423	Céréale	Spécial K™	69	30	21	0.3	14
B424	Céréale	Spécial K™, à base de riz (Kellogg's, France)	84	30	23		20
B460	Céréales/ Spécial	Céréales d'avoine chaude, 30 g préparées avec 125 ml de lait écrémé (Royaume-Uni)	40	155	23		9
B465	Céréales/ Spécial	Poridge, avoine géante, (Sainsbury's, Royaume-Uni)	40	250	22		9

CATÉGORIES

Réf #	Catégorie	Nourriture	IG	Portion g.	Glucide g.	Fibres g.	CG
		consommée avec du lait demi-écrémé					
A313	Cookies	Barquette Abricot (LU, Ris, Orangis, France)	71	40	32		23
A329b	Cookies	Chocolat (LU, France) LU P'tit Déjeuner Miel et Pépites	52	50	35		18
A329c	Cookies	Chocolat (LU, France) LU P'tit Déjeuner Miel et Pépites	49	50	35		18
B616	Cookies	COOKIES, Barquette Abricot (LU, Ris, Orangis, France)	71	40	32		23
B636	Cookies	Digestifs, Grany en-cas Fruits des bois (LU, France)	50	30	14		7
A323	Cookies	Grany en-cas Abricot (LU, France)	55	30	16		9
B635	Cookies	Grany en-cas Abricot (LU, France)	55	30	16		9
A324	Cookies	Grany en-cas Fruits des bois (LU, France)	50	30	14		17
A329a	Cookies	LU P'tit Déjeuner Miel et Pépites	45	50	35		16
A329d	Cookies	LU P'tit Déjeuner Miel et Pépites Moyenne de trois études pour (LU, France)	49	50	35		17
B671	Cookies	LU Petit Dejeuner avec Prunes (LU, France)	51	50	34		17
B659	Cookies	LU Petit Dejeuner Céréales & Pépites de chocolat, faible en sucre (LU France, LU Belgique, LU République tchèque)	37	50	35		13
B657	Cookies	LU Petit Dejeuner Chocolat & Céréales (LU France) (2003)	46	50	35		16
B658	Cookies	LU Petit Dejeuner Chocolat & Céréales (LU France) (2006)	58	50	35		20
B661	Cookies	LU Petit Dejeuner Coconut, Noix et le chocolat (LU France) (2006)	51	50	34		17

CATÉGORIES

Réf #	Catégorie	Nourriture	IG	Portion g.	Glucide g.	Fibres g.	CG
B665	Cookies	LU Petit Dejeuner Croustilles de miel et de chocolat (LU France) (2003)	47	50	35		17
B666	Cookies	LU Petit Dejeuner Croustilles de miel et de chocolat (LU France) (2006)	46	50	35		16
B662	Cookies	LU Petit Dejeuner Fruits et muesli (LU France) (2002)	45	50	36		16
B663	Cookies	LU Petit Dejeuner Fruits et muesli (LU France) (2003)	49	50	36		17
B664	Cookies	LU Petit Dejeuner Fruits et muesli (LU France) (2004)	47	50	36		17
B662-B664	Cookies	LU Petit Dejeuner Fruits et muesli, Moyenne de trois études pour (LU France)	47	50	36		17
B667	Cookies	LU Petit Dejeuner Lait et Céréales (LU France and Belgium) (2004)	55	50	34		19
B668	Cookies	LU Petit Dejeuner Lait et Céréales (LU France and Belgium) (2006)	39	50	34		13
B669	Cookies	LU Petit Dejeuner MultiCéréales (LU France, LU Belgium)	46	50	35		16
B660	Cookies	LU Petit Dejeuner noix de coco, Noix et le chocolat (LU France) (2005)	55	50	34		19
B670	Cookies	LU Petit Dejeuner with Fruits and Figs (LU France, LU Belgium)	41	50	35		14
B656	Cookies	LU Petit Dejeuner, Chocolat, faible en sucre (LU France)	51	50	36		18
B652	Cookies	LU P'tit Déjeuner Chocolat (LU, France)	42	50	34		14
B653	Cookies	LU P'tit Déjeuner Miel et Pépites Chocolat (LU, France)	45	50	35		16
B654	Cookies	LU P'tit Déjeuner Miel et Pépites Chocolat (LU, France)	49	50	35		18

CATÉGORIES

Réf #	Catégorie	Nourriture	IG	Portion g.	Glucide g.	Fibres g.	CG
B655	Cookies	LU P'tit Déjeuner Miel et Pépites Chocolat (LU, France)	52	50	35		18
B653-B655	Cookies	LU P'tit Déjeuner Miel et Pépites Chocolat, Moyenne de trois études pour (LU, France)	49	50	35		17
A332	Cookies	Nutrigrain Fruits des bois (Kellogg's, France)	57	35	23		13
B675	Cookies	Nutrigrain Fruits des bois (Kellogg's, France)	57	35	23		13
B684	Cookies	Petit brun extra (LU, France)	77	25	20		15
A335	Cookies	Petit LU Normand (LU, France)	51	25	19		10
B685	Cookies	Petit LU Normand (LU, France)	51	25	19		10
A336	Cookies	Petit LU Roussillon (LU, France)	48	25	18		9
B686	Cookies	Petit LU Roussillon (LU, France)	48	25	18		9
A337	Cookies	Prince Energie+ (LU, France)	73	25	17		13
B690	Cookies	Prince Energie+ (LU, France)	73	25	17		13
A338a	Cookies	Prince fourré chocolat (LU, France)	53				
A338b	Cookies	Prince fourré chocolat (LU, France)	50				
B691	Cookies	Prince fourré chocolat (LU, France)	50	45	30		15
B692	Cookies	Prince fourré chocolat (LU, France)	53	45	30		16
A338c	Cookies	Prince fourré chocolat, Moyenne de 2 études pour (LU, France)	52	45	30		16
B693	Cookies	Prince gout chocolat (LU, France)	53	45	32		17
B695	Cookies	Prince Petit Déj Céréales (LU, France)	52	50	34		18

CATÉGORIES

Réf #	Catégorie	Nourriture	IG	Portion g.	Glucide g.	Fibres g.	CG
B696	Cookies	Prince Petit Déj Céréales et Chocolat (LU, France)	51	50	35		18
A340	Cookies	Prince Petit Déjeuner Vanille (LU, France and Spain)	45	50	36		16
B697	Cookies	Prince Petit Déjeuner Vanille (LU, France et Espagne)	45	50	36		16
A342	Cookies	Sablé des Flandres (LU, France)	57	20	15		8
B701	Cookies	Sablé des Flandres (LU, France)	57	20	15		8
A346	Cookies	Thé (LU, France)	41	20	16		6
B711	Cookies	Thé (LU, France)	41	25	19		8
A348	Cookies	Véritable Petit Beurre (LU, France)	51	25	18		9
B712	Cookies	Véritable Petit Beurre (LU, France)	51	25	19		10
B713	Cookies	Véritable Petit Beurre (LU, France) (2002)	54	25	19		10
B714	Cookies	Véritable Petit Beurre (LU, France) (2006)	54	25	19		10
G/USDA	Cookies/ Spéciale	Biscuits Ranger (De recette dans Are You Sweet Enough Already?) (Anglais)	35	80	9	10	3
H/USDA	En-cas	Biscuits Graham	74	25	17	1	13
H/USDA	En-cas	Bretzels, cuits au four	83	30	19	1	16
H	En-cas	Chips de seigle, moyenne	64	25	17	N/D	11
G/USDA	En-cas	Cornichon à l'aneth	40	28	0.6	0.3	0
H/USDA	En-cas	Croustilles de maïs	42	50	26	2	11
H/USDA	En-cas	Croustilles de pommes de terre, moyenne	56	50	21	2	12
B731/USDA	En-cas	Gâteaux de riz soufflé s'est adasmé au caramel (ETATS-UNIS)	82	25	22	1	18
H/USDA	En-cas	Gâteaux de riz, moyenne	82	25	21	1	17

CATÉGORIES

Réf #	Catégorie	Nourriture	IG	Portion g.	Glucide g.	Fibres g.	CG
H/USDA	En-cas	Hummus (trempette de salade de pois chiches), préparé commercialement	6	30	4	2	0
G/USDA	En-cas	Oeuf dur	0		1	0	0
H/USDA	En-cas	Pizza, pâte nature cuite, servie avec fromage parmesan et sauce tomate avec fromage parmesan et sauce tomate	80	100	28	1	22
H/USDA	En-cas	Pizza, Super Suprême (Pizza Hut®)	36	100	25	2	9
H/USDA	En-cas	Popcorn, micro-ondes, nature, moyenne	55	20	11	3	6
H	En-cas	Sablé	64	25	16		10
G/USDA	En-cas	Sardines, poissons En-cass, en conserve	0	95	0	0	0
G/USDA	En-cas/ Spéciale	Céleri avec Hummus	40	80	7	3	0.4
G/USDA	En-cas/ Spéciale	Tranches de pomme avec le beurre d'arachide	38	120	23	5	9
G/USDA	En-cas/ Spéciale	Céleri au beurre de noix de cajou	40	80	10	2	2
JL/USDA	En-cas/ Spéciale	Chocolado Parfait avec une cerise (Chocolado Parfait with a Cherry) (De recette dans Are You Sweet Enough Already?) (Anglais)	40	113	12	6	5
USDA/#	Fruit	Abricot	40	120	13	2	5
USDA/#	Fruit	Ananas	40	120	16	2	3
G/USDA	Fruit	Avocat	0	120	11	8	0
A397/USDA	Fruit	Banane, crue, mûre, toute jaune (ETATS-UNIS)	51	120	25	3	13
A397/USDA	Fruit	Banane, légèrement sous mûre, jaune avec des sections vertes (ETATS-UNIS)	42	120	25	3	11

CATÉGORIES

Réf #	Catégorie	Nourriture	IG	Portion g.	Glucide g.	Fibres g.	CG
G/USDA	Fruit	Banane, légèrement sous-mûre, jaune avec sections vertes	42	120	25	3	11
H/USDA	Fruit	Banane, moyenne	48	120	23	3	11
A397/USDA	Fruit	Banane, trop mûre, jaune mouchetée de brun (ETATS-UNIS)	48	120	25	3	12
USDA/#	Fruit	Biosenberries	40	120	14	6	0
G/USDA	Fruit	Bleuets	29	120	17	3	5
USDA/#	Fruit	Canneberges	40	120	14	6	6
USDA/#	Fruit	Cantaloup	40	120	10	1	4
USDA/#	Fruit	Cerises, rouge	40	120	14	2	6
USDA/#	Fruit	Corossol	40	120	20	4	2
H/USDA	Fruit	Dates	42	60	43	5	18
USDA/#	Fruit	Figues	40	28	8	1	3
G/USDA/#	Fruit	Fraises	40	120	3	2	1
G/USDA	Fruit	Framboises	0	120	15	8	3
USDA/#	Fruit	Fruit de la passion	40	120	28	12	5
USDA/#	Fruit	Goyave	40	120	17	6	7
USDA/#	Fruit	Grenade	40	120	23	9	2
USDA/#	Fruit	Honeydew	40	120	11	1	4
B1058	Fruit	Jus de tomate, en conserve	38	250	11		4
USDA/#	Fruit	Kaki	40	120	41	4	4
USDA/#	Fruit	Kiwi	40	120	18	4	6
USDA/#	Fruit	Les hanches de rose	40	28	11	7	4
USDA/#	Fruit	Litchi	40	120	20	2	4
USDA/#	Fruit	Mandarine (Mandarine)	40	120	16	2	7

CATÉGORIES

Réf #	Catégorie	Nourriture	IG	Portion g.	Glucide g.	Fibres g.	CG
USDA/#	Fruit	Mandarine (Tangerine)	40	120	16	2	7
USDA/#	Fruit	Mangue	40	120	18	2	7
USDA/#	Fruit	Mûres [Blackberries]	0	120	12	4	0
USDA/#	Fruit	Mûres [Mulberries]	40	120	12	2	5
H/USDA	Fruit	Orange, brut, moyen	45	120	11	3	5
A415/USDA	Fruit	Oranges, crues (Sunkist, Van Nuys, CA, Etats-Unis)	48	120	11	3	5
H/USDA	Fruit	Pamplemousse	25	120	8	2	3
USDA/#	Fruit	Papaye	40	120	13	2	5
H/USDA	Fruit	Pastèque	72	120	10	1	7
H/USDA	Fruit	Pêche, en conserve dans du sirop léger	52	120	17	2	9
H/USDA	Fruit	Pêche, moyenne	42	120	12	2	5
G/USDA	Fruit	Pêches, Delmonte® en conserve dans du sirop léger (produit au Canada)	52	120	13	2	9
USDA/#	Fruit	Plantain	40	120	38	3	10
H/USDA	Fruit	Poire	38	120	18	4	4
H/USDA	Fruit	Poire, en conserve dans le jus de poire	44	120	11	4	5
A388/USDA	Fruit	Pommes, premières, N.-É. (ETATS-UNIS)	40	120	16	3	6
USDA/#	Fruit	Prune	40	120	13	2	5
H/USDA	Fruit	Pruneaux, dénoyautés	29	60	33	4	10
H/USDA	Fruit	Raisins secs	64	60	47	2	28
H/USDA	Fruit	Raisins, Noir	59	120	20	1	11
USDA/#	Fruit	Rhubarbe	40	120	5	2	2
A198	Grain	Alpen Muesli (Wheetabix, France)	55	30	19		10

CATÉGORIES

Réf #	Catégorie	Nourriture	IG	Portion g.	Glucide g.	Fibres g.	CG
A307c	Grain	Blé précuit dans une poche réchauffée au micro-ondes (Ebly Express; Ebly, France)	40	125	39	N/D	16
H/USDA	Grain	Boulgour, moyen, cuit	47	150	26	7	12
A175	Grain	Energy Mix (Quaker, France)	80	30	24		19
G/USDA	Grain	Farine de farine d'amande	0	50	11	6	0
B1171/USDA	Grain	Farine de noix de coco	42	55	9	5	4
G/USDA	Grain	Farine de pois chiches	10	30	18	5	2
A307	Grain	Grains de Durham précuits au blé cuits 20 min. (Ebly, Chateaudun, France)	52	50/dry	37		19
B504/USDA	Grain	Maïs doux	60	150	33	4	20
A265/USDA	Grain	Maïs doux (ETATS-UNIS)	60	150	33	2	20
H/USDA	Grain	Maïs doux sur l'épi	48	60	33	2	14
B1619/USDA	Grain	Maïs sucré, bouilli	60	80	18	2	11
H	Grain	Orge perlée, moyenne	25	150	46		11
H	Grain	Quinoa	53	150	25		13
A494	Grain	Riz à la coque, bœuf grillé, fromage et beurre (France)	27	440	50		14
A494	Grain	Riz à la coque, bœuf grillé, fromage et beurre (France)	22	440	50		11
A494	Grain	Riz bouilli blanc, le beefburger grillé, le fromage et le beurre Moyenne de 2 groupes de sujets pour (France)	25	440	50		13
H/USDA	Grain	Riz brun, cuit à la vapeur	50	150	30	3	16

CATÉGORIES

Réf #	Catégorie	Nourriture	IG	Portion g.	Glucide g.	Fibres g.	CG
A274	Grain	Riz, blanc bouilli, type NS Type NS, consommé seul (France)	45	150	30		14
H/USDA	Grain	Riz, Blanc, bouilli, type non-Spécifié	72	150	40	1	29
H/USDA	Grain	Riz, blanc, cuisson rapide Basmati	63	150	41	1	26
B535/USDA	Grain	Riz, Brown et Wild Uncle Ben's® Medley de grains entiers prêts™ (poche) (Effem Foods ETATS-UNIS)	45	150	39	3	18
B536/USDA	Grain	Riz, brun aromatisé au poulet Oncle Ben's® Ready Whole Grain (pouch) (Effem Foods ETATS-UNIS)	46	150	39	3	18
A298/USDA	Grain	Riz, Brun, cuit à la vapeur (ETATS-UNIS)	50	150	33	3	16
B603/USDA	Grain	Riz, Converti blanc bouilli 20-30 min Oncle Ben's® (Masterfoods ETATS-UNIS)	38	150	36	3	14
A300/USDA	Grain	Riz, Converti, blanc, bouilli 20 à 30 min (Oncle Ben; Masterfoods ETATS-UNIS, Vernon, Californie)	38	150	36	3	14
A300/USDA	Grain	Riz, Converti, blanc, grain long, bouilli 20 à 30 min (Oncle Ben's; Masterfoods ETATS-UNIS)	50	150	36	3	18
A300/USDA	Grain	Riz, Étuvé (ETATS-UNIS)	72	150	36	3	26
B540/USDA	Grain	Riz, Long Grain et oncle sauvage Ben's® Riz prêt (poche) (Effem Foods ETATS-UNIS)	49	150	42	3	21
B544	Grain	Riz, Oncle aromatisé au poulet roti Ben's® Ready (poche) (Effem Foods ETATS-UNIS)	51	150	42	3	21
B547/USDA	Grain	Riz, Récolte de légumes Oncle Ben's®Medley de grains entiers	48	150	36	3	17

CATÉGORIES

Réf #	Catégorie	Nourriture	IG	Portion g.	Glucide g.	Fibres g.	CG
		prêts™ (pouch) (Effem Foods ETATS-UNIS)					
B545/USDA	Grain	Riz, Santa Fe Oncle Ben® Prêt Medley de grains entiers™ (poche) (Effem Foods ETATS-UNIS)	48	150	37	3	18
A229	Grain	Special K (Kellogg's, France)	84	30	24		20
H/USDA	Haricots	Chipkpeas, bouilli	10	150	30	12	3
H/USDA	Haricots	Fèves au lard, fèves marines	40	150	15	9	6
H/USDA	Haricots	Haricots de marine, moyens, bouillis	39	150	39	16	14
H/USDA	Haricots	Haricots de rein, bouillis	34	150	26	9	9
H/USDA	Haricots	Haricots noirs, bouillis	30	150	23	12	7
A457	Haricots	Haricots rouges, séchés, bouillis (France)	23	150	25		6
H/USDA	Haricots	Lentilles, cuites	29	150	17	12	5
A462	Haricots	Lentilles, type NS (ETATS-UNIS)	28	150	17	12	5
A463	Haricots	Lentilles, vertes, séchées, bouillies (France)	30	150	18		6
USDA/#	Haricots	Poudre de cacao, non sucrée	40	5	3	1	1
USDA/#	Haricots	Poudre de caroube, non sucrée	40	6	5	2	2
H/USDA	Haricots	Soja, boiled	15	150	7	9	1
H	Laiterie	Crème glacée, régulière, moyenne	62	50	12	0	8
G/USDA	Laiterie	Fromage cottage crémeux	30	226	4	0	1
B816	Laiterie	Lait écrémé (Etats-Unis)	32	250	11	0	4
H	Laiterie	Lait, écrémé, moyen	31	250	11	0	4
G/USDA	Légume	Agropyre	40	30	16	8	6
G/USDA	Légume	Ail	40	28	8	1	3
G/USDA	Légume	Artichaut	40	120	13	6	5

CATÉGORIES

Réf #	Catégorie	Nourriture	IG	Portion g.	Glucide g.	Fibres g.	CG
G/USDA	Légume	Asperge	40	120	5	3	2
G/USDA	Légume	Aubergine	40	120	7	4	3
G/USDA	Légume	Bette à carde suisse	40	120	4	2	2
G/USDA	Légume	Bok Choy	40	120	7	1	3
G/USDA	Légume	Brocoli	40	120	8	3	3
H/USDA	Légume	Carottes, moyenne	39	80	5	2	2
G/USDA	Légume	Céleri	40	120	4	2	2
G/USDA	Légume	Champignons	40	120	4	1	2
G/USDA	Légume	Chou	40	120	7	3	3
G/USDA	Légume	Chou-fleur	40	120	6	2	2
G/USDA	Légume	Chourave	40	120	7	4	3
G/USDA	Légume	Concombre	40	120	4	1	2
G/USDA	Légume	Cou	40	120	11	2	4
G/USDA	Légume	Courgette	40	120	4	1	2
G/USDA	Légume	Cresson	40	120	2	1	1
G/USDA	Légume	Épinard	0	150	4	3	0
G/USDA	Légume	Feuilles de raisin	40	60	10	7	4
G/USDA	Légume	Gombos [Okra]	40	120	8	4	3
G/USDA	Légume	Jicama	40	120	11	6	4
G/USDA	Légume	Laitue à feuilles vertes	0	150	4	2	0
A747/USDA	Légume	Nopal (cactus de prickly de poire)	7	100	6	3	0
G/USDA	Légume	Oignon	40	120	11	2	4
USDA/#	Légume	Olives	40	120	7	4	3
H/USDA	Légume	Panais	52	80	14	4	7
G/USDA	Légume	Poireau	40	120	17	2	7

CATÉGORIES

Réf #	Catégorie	Nourriture	IG	Portion g.	Glucide g.	Fibres g.	CG
H/USDA	Légume	Pois verts, moyenne	54	80	8	4	4
G/USDA	Légume	Poivron	40	120	11	2	4
H/USDA	Légume	Pomme de terre, blanche, bouillie, moyenne	82	150	27	3	21
H/USDA	Légume	Pomme de terre, ignames, moyenne	54	150	42	6	20
H/USDA	Légume	Pomme de terre, purée instantanée, moyenne	87	150	20	1	17
B1631/USDA	Légume	Pomme de terre, rousse cuite au four	111	150	30	3	33
H/USDA	Légume	Pomme de terre, sucrée, moyenne	70	150	31	5	22
B1665	Légume	Pommes de terre en purée instantanée (Idahoan Foods Lewisville ID ETATS-UNIS)	97	150	20		19
A609c	Légume	Pommes de terre en purée Type NS (France)	83	N/D	N/D	N/D	N/D
A608	Légume	Pommes de terre purée de Instant (France)	74	N/D	N/D	N/D	N/D
B1658/USDA	Légume	Pommes de terre, Français frites (Frites d'or Orelda)	64	150	32	6	21
G/USDA	Légume	Racine de curcuma	40	28	18	6	7
G/USDA	Légume	Racine de gingembre	40	28	5	1	2
G/USDA	Légume	Radiccio	40	120	5	1	2
G/USDA	Légume	Radis	40	30	1	1	0
G/USDA	Légume	Roquette	40	120	4	2	2
G/USDA	Légume	Tomate	40	120	5	1	2
G/USDA	Légume	Tomatillo	40	120	7	2	3
G/USDA	Légume	Vert haricots	40	120	8	4	3
G/USDA	Légume	Verts à collier	40	120	6	5	2

CATÉGORIES

Réf #	Catégorie	Nourriture	IG	Portion g.	Glucide g.	Fibres g.	CG
G/USDA	Légume	Verts de betterave	40	120	12	3	5
G/USDA	Légume	Verts de moutarde	40	120	7	9	3
G/USDA	Légume	Verts de pissenlit	40	120	11	4	4
B1655	Légume/ Spéciale	Pomme de terre, rouge, coupée en cubes, bouillie dans de l'eau salée 12 min, entreposée toute la nuit au réfrigérateur, consommée froide (Canada)	56	120	21	3	12
B1671	Légume/ Spéciale	Pommes de terre en purée Type NS (France)	83	150	20		17
B1650/USDA	Légume/ Spéciale	Pommes de terre rouges, bouillies avec la peau dans l'eau salée pendant 12 min (Canada)	89	120	21	3	19
B1654	Légume/ Spéciale	Pommes de terre, Type NS, bouilli dans de l'eau salée, réfrigéré, réchauffé (Inde)	23	150	9		8
G/USDA	Noix	Amandes	0	50	11	6	0
H/USDA	Noix	Arachides	7	50	8	4	1
H/USDA	Noix	Cajou	22	50	14	2	3
G/USDA	Noix	Macadamia	0	50	7	4	0
G/USDA	Noix	Noisettes	0	50	8	5	0
G/USDA	Noix	Noix	0	50	7	4	0
G/USDA	Noix	Pacanes	0	50	7	5	0
A59	Pain	Baguette de Français avec le beurre et la confiture de fraise	62	70	41		26
B105	Pain	Baguette de Français avec le beurre et la confiture de fraise	62	70	41		26
A58	Pain	Baguette Français à la tartinade au chocolat (France)	72	70	37		27
B104	Pain	Baguette Français à la tartinade au chocolat (France)	72	70	37		27

CATÉGORIES

Réf #	Catégorie	Nourriture	IG	Portion g.	Glucide g.	Fibres g.	CG
A57	Pain	Baguette, blanc, plaine (France)	95	30	15		15
B243	Pain	Farine complète (France)	85	30	15		13
A101/USDA	Pain	Farine de blé blanc pain (Etats-Unis)	70	30	14	1	10
A60	Pain	Pain au lait (Pasquier, France)	63	60	32		20
B106	Pain	Pain au lait (Pasquier, France)	63	60	32		20
H/USDA	Pain	Pain de farine de blé blanc, moyenne	75	30	15	1	11
A116/USDA	Pain	Pain de farine de blé entier (blé entier), farine de farine entière (États-Unis)	73	30	14	1	10
H/USDA	Pain	Pain Pita, blanc	68	30	17	1	10
H/USDA	Pain	Pain, blé entier, moyenne	71	30	13	2	9
H/USDA	Pain	Rouleau Kaiser	73	30	16	1	12
B102	Pain/ Spéciale	Baguette Français traditionnelle (préparée avec du blé)	57	30	18		10
B197/Paquet	Pain/ Spéciale	Merveille® Pain, moyenne	73	30	14	2	10
B1270	Pain/ Spéciale	Pain blanc 30 g grillé, servi avec 36 g de fromage cheddar (Royaume-Uni)	35	66	15		5
A111	Pain/ Spéciale	Pain blanc contenant de l'amidon de maïs amylase élevé Eurylon	42	30	19		8
B221	Pain/ Spéciale	Pain blanc contenant de l'amidon de maïs eurylon® haute amylose (France)	42	30	19		8
B191	Pain/ Spéciale	Pain de farine de blé blanc, congelé et décongelé, (British Bakeries Ltd., Royaume-Uni)	75	30	12		9
B193	Pain/ Spéciale	Pain de farine de blé blanc, congelé, décongelé et grillé,	64	30	12		8

CATÉGORIES

Réf #	Catégorie	Nourriture	IG	Portion g.	Glucide g.	Fibres g.	CG
		(British Bakeries Ltd., Royaume-Uni)					
H/USDA	Pain/ Spéciale	Pain, Pumpernickel	56	30	21	2	7
B612	Pâtes	Blé dur, précuit dans une poche, réchauffé au micro-ondes, Ebly Express (Ebly, France)	40	125	39		16
B611	Pâtes	Blé dur, précuit, cuit 10 min (Ebly, France)	50	50g/dry	33		17
A307a	Pâtes	Blé dur, précuit, cuit 20 min (Ebly, Chateaudun, France)	52	50g/dry	37		19
H/USDA	Pâtes	Macaroni et fromage (Kraft®)	64	180	36	3	23
H/USDA	Pâtes	Macaroni, moyenne	50	180	48	3	24
A534/USDA	Pâtes	Spaghetti, blanc, blé dur, bouilli 20 min (ETATS-UNIS)	58	180	43	3	27
H/USDA	Pâtes	Spaghetti, blanc, bouilli 20 min.	58	180	45	3	26
B1370	Pâtes	Spaghetti, blanc, bouilli 20 min. (France)	39	180	46		18
A536	Pâtes	Spaghetti, blanc, semoule de blé dur bouillie dans 0,7% d'eau salée pendant 11 min. (Panzani, Marseille, France)	59	180	48		28
A536	Pâtes	Spaghetti, blanc, semoule de blé dur bouillie dans 0,7% d'eau salée pendant 16,5 min. (Panzani, Marseille, France)	65	180	48		31
A536	Pâtes	Spaghetti, blanc, semoule de blé dur bouillie dans 0,7% d'eau salée pendant 22 min. (Panzani, Marseille, France)	46	180	48		22
B1375	Pâtes	Spaghetti, blanc, semoule de blé dur bouillie dans 0,7% d'eau salée pendant 11 min. (Panzani, Marseille, France)	59	180	48		28

CATÉGORIES

Réf #	Catégorie	Nourriture	IG	Portion g.	Glucide g.	Fibres g.	CG
B1376	Pâtes	Spaghetti, blanc, semoule de blé dur bouillie dans 0,7% d'eau salée pendant 16,5 min. (Panzani, Marseille, France)	65	180	48		31
B1377	Pâtes	Spaghetti, blanc, semoule de blé dur bouillie dans 0,7% d'eau salée pendant 22 min. (Panzani, Marseille, France)	46	180	48		22
H/USDA	Pâtes	Spaghetti, grains entiers, bouilli	42	180	40	3	17
A536	Pâtes	Spaghetti, Moyenne de 3 temps de cuisson pour Spaghetti, blanc, semoule de blé dur (Panzani, Marseille, France)	57	180	48		26
B1375-B1377	Pâtes	Spaghetti, Moyenne de trois temps de cuisson pour Spaghetti, blanc, semoule de blé dur (Panzani, Marseille, France)	57	180	48		27
A537/USDA	Pâtes	Spaghetti, repas entier, repas complet bouilli (ETATS-UNIS)	32	180	44	3	14
H	Poisson, Viande, Volaille	Pépites de poulet, congelées, réchauffées au micro-ondes 5 min.	46	100	15		7
G/USDA	Poisson, Viande, Volaille	Toutes les viandes nature, poissons, volailles de crustacés, y compris le gibier sauvage ou les viandes	0		0	0	0
B1546/USDA	Soupe	Minestrone condense préparé avec de l'eau (Campbell's Soup Company Camden NJ ETATS-UNIS)	48	250	38	1	18
B1555/USDA	Soupe	Soupe de tomates condensée préparé avec de l'eau (Campbell's Soup Company Camden NJ ETATS-UNIS)	52	250	28	2	15
Paquet	Sucres	Extrait de stévia	0		0	0	0
A585	Sucres	Glucose 30 g, avec 150 g de bœuf grillé, 30 g de fromage et 10 g de	56	250	35		20

CATÉGORIES

Réf #	Catégorie	Nourriture	IG	Portion g.	Glucide g.	Fibres g.	CG
		beurre Moyenne de 2 groupes de sujets (repas total contenant 50 g de glucides) (France)					
A585	Sucres	Glucose, 30 g avec 150 g de bœuf grillé, 30 g de fromage et 10 g de beurre (repas total contenant 50 g de glucides) (France)	55	N/D	N/D	N/D	N/D
A585	Sucres	Glucose, 30 g avec 150 g de bœuf grillé, 30 g de fromage et 10 g de beurre avec sulfonylureas (repas total contenant 50 g de glucides) (France)	57	N/D	N/D	N/D	N/D
Paquet	Sucres	Mélasse Balckstrap	55	15	13	0	7
Paquet	Sucres	Stévia	0	1	<1		0
Paquet	Sucres	Sucre de coco de palme	35	4	4	0	1
Paquet	Sucres	Xylitol (1 paquet)	7	2.04	2	0	0
A748/Paquet	Sud-américaine	Haricots Pinto, bouillis dans de l'eau salée (mexique)	14	150	25	8	4
A749/USDA	Sud-américaine	Tortilla de blé (mexicaine)	30	50	26	5	8
A750/Paquet	Sud-américaine	Tortilla de blé servie avec haricots pinto frits et sauce tomate (mexicaine)	28	100	18	6	5
A744/USDA	Sud-américaine	Tortilla de maïs (mexicaine)	52	50	24	1	12
A746/USDA	Sud-américaine	Tortilla de maïs, frite, avec purée de pommes de terre, tomate fraîche et laitue (mexicaine)	78	100	15	1	11
A745/Paquet	Sud-américaine	Tortilla de maïs, servi avec pinto pinto en purée frite et sauce tomate (mexicaine)	39	100	23	6	9

NOTES DE FIN, RÉFÉRENCES ET RESSOURCES

NOTES DE FIN, RÉFÉRENCES ET RESSOURCES:

Dans tous les graphiques, la première colonne est « Ref » Il s'agit du numéro de référence publié qui fait référence à la source (A, B, G, etc.) et à l'emplacement (numéro d'étude) de l'information présentée. Plus d'une référence est utilisée dans de nombreux cas. Un « / » sépare toutes les ressources multiples utilisées. Voici les ressources d'information utilisées dans la préparation de ces graphiques:

« **A** » = Tables internationales d'indice glycémique et de valeurs de charge glycémique, 2002. Cette recherche est archivée par la National Library of Medicine des États-Unis, National Institutes of Health. Des tableaux individuels des résultats de l'étude glycémique sont disponibles à l'itérais: https://www.ncbi.nlm.nih.gov/pubmed/12081815 Ce tableau contient près de 1 300 résultats d'études provenant de pays du monde entier. Le numéro d'étude exact (emplacement) du résultat dans le tableau est également inclus dans les graphiques de TRICHE FEUILLE SIMPLEMENT POUR LES ALIMENTS FRANÇAIS pour votre commodité.

« **B** » = Tables internationales d'indice glycémique et de valeurs de charge glycémique, 2008. Voici l'article complet: https://www.ncbi.nlm.nih.gov/pubmed/18835944 Cette recherche est archivée par la National Library of Medicine des États-Unis, National Institutes of Health. Les tableaux individuels des résultats de l'étude glycémique sont disponibles à l'adresse suivante: https://www.ncbi.nlm.nih.gov/pmc/articles/PMC2584181/bin/dc08-1239_index.html. Ces tableaux contiennent 2 478 de ces résultats d'études alimentaires individuelles provenant de pays du monde entier. Le numéro d'étude exact (emplacement) de chaque test est référencé dans les graphiques de TRICHE FEUILLE SIMPLEMENT POUR LES ALIMENTS FRANÇAIS pour votre commodité.

« **G** » = Glycemicindex.com. http://www.glycemicindex.com/

« **H** » = Université Harvard: http://www.health.harvard.edu/diseases-and-conditions/glycemic_index_and_glycemic_load_for_100_foods.

« **USDA** » - USDA Base de données nationale sur les nutriments pour référence standard est une liste de 8 789 aliments. La base de données du département de l'Agriculture des États-Unis fournit des informations sur la teneur en glucides et en fibres dans TRICHE FEUILLE SIMPLEMENT POUR LES ALIMENTS FRANÇAIS. Vous pouvez accéder à la base de données sur les nutriments de l'USDA ici: https://ndb.nal.usda.gov/ndb/

NOTES DE FIN, RÉFÉRENCES ET RESSOURCES

« **Paquet** » - Des portions d'information nutritionnelle sont fournies à partir de l'emballage du produit.

« **#** » = Les fruits qui n'ont pas de score d'analyse glycémique testé en laboratoire reçoivent une valeur basée sur un simple calcul mathématique. Un total de tous les scores gastro-intestinaux des fruits testés ont été additionnés et divisés par le nombre total de scores de fruits testés. Il y a 22 fruits avec des scores testés en laboratoire, avec leurs scores totaux s'ajoutant à 870. 870 divisés par les 22 fruits équivaut à 39,55.

Cela a été fait pour vérifier l'exactitude de l'indice glycémique "affectation". L'affectation est faite parce que manger 50g de portions de glucides de nombreux aliments peuvent ne pas être humainement possible afin de mener des tests. Étant donné qu'un fruit fait partie d'un légume et que tout légume non testé se voit attribuer un score IG de 40, tous les fruits non testés se voient donc attribuer une valeur IG de 40.

« **N/D** » = Les entrées où les scientifiques ont omis l'information sont marquées avec « N/D » = parce que cette information n'est pas disponible.

- Pour d'autres œuvres de cet auteur, veuillez consulter: amazon.fr/auteur/judylickus

- En savoir plus sur l'utilisation du nombre de glucides, de l'indice glycémique et de la charge glycémique sur le blog informatif: LowGlycemicHappiness.com

- Visitez la page Facebook à Low Glycemic Happiness.Facebook/Low Glycemic Happiness.

- Pour 120 recettes pour le contrôle de la glycémie, s'il vous plaît voir Low Glycemic Happiness disponible en livres de poche et EBook formats à Amazon,, librairies et bibliothèques. Chacune des recettes (et des collations) de ce livre montre rarement les glucides, l'indice glycémique, les fibres, la charge glycémique, ainsi que d'autres détails nutritionnels (calories, graisses, graisses saturées, protéines et teneur en sodium) par portion.

NOTES DE FIN, RÉFÉRENCES ET RESSOURCES

- Pour le top 10 des recettes de dessert à faible charge glycémique pour le contrôle de la glycémie, s'il vous plaît voir <u>Are You Sweet Enough Already?</u>, disponible en format livre de poche et EBook chez Amazon, librairies et bibliothèques. Quelques-unes des recettes de dessert sont incluses dans les graphiques de ce livre parce qu'elles utilisent moins d'ingrédients de recette de dessert communs, comme les haricots noirs, l'avocat, et la farine d'amande. Ces recettes ne contiennent pas de farine glycémique ou de sucre de table. Vous verrez également la quantité de glucides, d'indice glycémique, de fibres, de charge glycémique, ainsi que d'autres détails nutritionnels (calories, graisses, graisses saturées, protéines et teneur en sodium) par portion.

NOTES DE FIN, RÉFÉRENCES ET RESSOURCES

MES NOTES SUR LES GLUCIDES

NOTES DE FIN, RÉFÉRENCES ET RESSOURCES

MES NOTES SUR LES GLUCIDES

NOTES DE FIN, RÉFÉRENCES ET RESSOURCES

MES NOTES SUR INDEX GLYCÉMIQUE

NOTES DE FIN, RÉFÉRENCES ET RESSOURCES

MES NOTES SUR INDEX GLYCÉMIQUE

NOTES DE FIN, RÉFÉRENCES ET RESSOURCES

MES NOTES SUR LA FIBRE

NOTES DE FIN, RÉFÉRENCES ET RESSOURCES

MES NOTES SUR LA FIBRE

NOTES DE FIN, RÉFÉRENCES ET RESSOURCES

MES NOTES SUR CHARGE GLYCÉMIQUE

NOTES DE FIN, RÉFÉRENCES ET RESSOURCES

MES NOTES SUR CHARGE GLYCÉMIQUE

NOTES DE FIN, RÉFÉRENCES ET RESSOURCES

MES NOTES SUR FOOD CATEGORIES

NOTES DE FIN, RÉFÉRENCES ET RESSOURCES

MES NOTES SUR FOOD CATEGORIES

NOTES DE FIN, RÉFÉRENCES ET RESSOURCES

MES NOTES SUR LES TECHNIQUES DE PRÉPARATION ET DE SERVICE

NOTES DE FIN, RÉFÉRENCES ET RESSOURCES

MES NOTES SUR LES TECHNIQUES DE PRÉPARATION ET DE SERVICE

NOTES DE FIN, RÉFÉRENCES ET RESSOURCES

NOTES DE FIN, RÉFÉRENCES ET RESSOURCES

www.ingramcontent.com/pod-product-compliance
Lightning Source LLC
Chambersburg PA
CBHW060844220526
45466CB00003B/1234